Roger Money-Kyrle
Klinische Beiträge

Dieser Band umfasst grundlegende Texte zur Arbeit des Psychoanalytikers auf dem Hintergrund einer tiefen Kenntnis von pathologischen Über-Ich-Strukturen. Darüberhinaus werden in Beiträgen unbewusste Phantasien ausgelotet, deren Manifestationen im Alltag zunächst »normal« erscheinen mögen, deren komplexe Abwehr von Begrenztheit und seelischem Schmerz aber entscheidend sind. In seinen Beitrag über die Tätigkeit des Psychoanalytikers eröffnet Money-Kyrle u. a. mit seinen vergleichenden Bildern einen gut nachvollziehbaren Einblick, so beispielsweise, wenn er von einem Judas-Anteil in jedem von uns spricht. Anzuerkennen, dass wir das, was wir lieben, in der unbewussten Phantasie zerstört haben, ist Teil der analytischen Arbeit und der Ausgangspunkt von Wiedergutmachungsprozessen.

Roger Money-Kyrle, 1898–1980, war ein britischer Psychoanalytiker. Von der Philosophie kommend, hatte Roger Money-Kyrle 1946 – auf dem Hintergrund seiner eigenen Analysen bei Jones, Freud und Klein und seiner umfassenden Vertrautheit mit der analytischen Literatur – nach den Verheerungen des Zweiten Weltkriegs 1946 erste ausführliche Interviews mit Deutschen geführt, um ihre Eignung für verantwortliche Positionen im Nachkriegsdeutschland zu beurteilen. In den darauffolgenden Jahrzehnten steht die klinische psychoanalytische Arbeit im Vordergrund. Er konzeptualisiert seine Erkundungen der inneren Welt auf ganze eigene Weise, im Austausch mit den führenden kleinianischen KollegInnen seiner Zeit, die er seinerseits mit seinen originellen Gedanken inspiriert. Die 1956 veröffentlichte Arbeit »Normale Gegenübertragung und ihre Abweichungen« stellt einen fulminanten Auftakt dar, ein grundlegender Text bis heute.

Claudia Frank, Priv.-Doz. Dr.in med., Psychoanalytikerin in eigener Praxis in Stuttgart, Lehranalytikerin der DPV/IPA. 1988–2001 in der Abteilung für Psychoanalyse, Psychotherapie und Psychosomatik der Universität Tübingen, zuletzt als Kommissarische Leiterin. Guest member der British Psychoanalytical Society. 2016–2018 Leiterin des zentralen Ausbildungsausschusses der DPV. Veröffentlichungen zur Theorie, Technik und Geschichte der Psychoanalyse (u. a. eine Monografie zu Melanie Kleins ersten Kinderanalysen) sowie zur angewandten Psychoanalyse (u. a. zu Giacometti und Morandi). Mithg. des Jahrbuchs der Psychoanalyse 2002–2013. Zusammen mit Heinz Weiß Hg. verschiedener Bücher zur Kleinianischen Psychoanalyse. Zuletzt zusammen mit A. Kidess: *Zur Psychoanalyse im Hier und Jetzt.*

Heinz Weiß, Prof. Dr. med., Psychoanalytiker, Chefarzt der Abteilung für Psychosomatische Medizin am Robert-Bosch-Krankenhaus, Stuttgart, Leiter des Medizinischen Schwerpunktes und Mitglied des Direktoriums am Sigmund-Freud-Institut, Frankfurt a. M.; Chair der Education Section des International Journal of Psychoanalysis, Guest Member der British Psychoanalytical Society. Bei Brandes & Apsel sind erschienen: *Ödipuskomplex und Symbolbildung* (1999; 2. Aufl. 2013 bei Brandes & Apsel) und gemeinsam mit Esther Horn *Trauma und unbewusste Phantasie* (2018), *Zeitlose seelische Zustände* (2019) und *Wiederholung und Wiederholungszwang* (2020).

Roger Money-Kyrle

Klinische Beiträge

Ausgewählte Schriften Band II

Herausgegeben und kommentiert
von Claudia Frank und Heinz Weiß

Aus dem Englischen übersetzt
von Antje Vaihinger

Brandes & Apsel

Auf Wunsch informieren wir Sie regelmäßig mit unseren Katalogen »Frische Bücher« und »Psychoanalyse-Katalog«. Wir verwenden Ihre Daten ausschließlich für die Zusendung unserer beiden Kataloge laut der EU-Datenschutzrichtlinie und dem BDS-Gesetz. Bitte senden Sie uns dafür eine E-Mail an info@brandes-apsel.de mit Ihrer Postadresse. Außerdem finden Sie unser Gesamtverzeichnis mit aktuellen Informationen im Internet unter: www.brandes-apsel.de

2. Auflage 2026
1. Auflage 2022

Umschlag und DTP: Brandes & Apsel Verlag
Umschlagabbildung: Michelangelo: Der Traum des menschlichen Lebens, ca. 1533
Druck: Franz X. Stückle Druck und Verlag e. K., Stückle-Straße 1, 77955 Ettenheim
Kontakt: technik@stueckle-druck.de
Printed in Germany

Bibliografische Information der Deutschen Nationalbibliothek:
Die Deutsche Nationalbibliothek verzeichnet diese Publikation in der Deutschen Nationalbibliografie; detaillierte bibliografische Daten sind im Internet über www.ddb.de abrufbar.

ISBN 978-3-95558-301-9

Inhalt

Einführung

Roger Money-Kyrles Weg zum praktizierenden Psychoanalytiker

Der erste Band der *Ausgewählten Schriften* Roger Money-Kyrles versammelte seine Beiträge zur Psychologie von Krieg, Propaganda und Politik und hatte damit einen Schwerpunkt in der gesellschaftlichen Dimension. In unserem Vorwort hatten wir dazu einen kurzen Abriss von Roger Money-Kyrles Leben, seiner beruflichen Laufbahn und seines Werkes verfasst. Wenn wir mit Band 2 seine klinischen Beiträge in deutscher Übersetzung vorlegen, dann handeln sie in anderer Form von der Bedeutung von Feindseligkeit und Propaganda, nämlich wie diese unbewusst die individuelle seelische Verfassung bestimmen. Hier werden wir also mit zentralen Elementen unseres eigenen Seelenlebens bekannt gemacht, beispielsweise unseren latenten megalomanen Überzeugungen und ihren Folgen sowie der Angst vor und zugleich auch der Faszination von Verrücktheit. Die damit verknüpfte Feindseligkeit gegenüber der Anerkennung der Lebenstatsachen, die innere Propaganda und Verdrehung der psychischen Realität, die Verführung durch eine scheinbar überlegene Alternative sind Faktoren, die seelisches Leid determinieren und in der Analyse durchlebt werden müssen, um zu einer bewussten Kenntnis und damit auch Einflussmöglichkeit zu gelangen.

Es ist spürbar, wie die Grundlage von Money-Kyrles intellektueller Durchdringung ein tiefes eigenes Durcharbeiten dieser Prozesse darstellen. Was er uns mitteilt, ist die Essenz seines philosophisch geschulten Blickes, ein quasi naturwissenschaftliches Erfassen der Parameter, die uns bestimmen, ohne dass sie »physikalisch« sichtbar sind. Wir haben als Titelbild für diesen Band Michelangelos *Der Traum des menschlichen Lebens* (um 1533/34) gewählt, weil uns der den Träumer umgebende Reigen von Allegorien aus Hunger und Durst, Sexualität, Gier und Kämpfen vor Augen führt, was an Impulsen und Begierden in je eigener Weise in den Träumen Form findet. Ein Spezifikum von Money-Kyrles Arbeiten ist, wie er Träume als Kondensat des sich entfaltenden Erkenntnisprozesses in der Analyse beispielhaft für unbewusste Phantasien, die darüber zugänglich werden, verwendet.

Vermutlich ist es auf diesem Hintergrund kein Zufall, dass seine ehemalige Lehranalysandin Edna O'Shaughnessy (1924–2022), inzwischen selbst renommierte Lehranalytikerin, 2006 anlässlich der Verleihung der Ehrenmitgliedschaft durch die Britische Psychoanalytische Gesellschaft einen Traum mitteilte. Knapp 30 Jahre zuvor hatte sie zusammen mit Donald Meltzer Money-Kyrles *Collected Papers* herausgegeben und immer wieder betont, wie viel sie ihrer langen Analyse bei ihm verdanke. O'Shaughnessy sprach bei dieser Gelegenheit über das Traumbild, das sie nach ihrer ersten Analysestunde[1] hatte: Sie sah im Traum ein eher rundliches sabberndes Baby auf einer Wolke, die auch ein Kissen war. Sie erläuterte 2006, dies sei aus ihrer erste Begegnung mit einer psychoanalytischen Patientin erwachsen, nämlich der Patientin, die sie selbst damals war. Nach der ersten Analysestunde lechzte sie nach mehr, wofür sie im Traum das Bild eines sabbernden Babys fand. Dieses repräsentiert also einen Teil von ihr und zugleich die Wahrnehmung ihres Objekts, d. h. ihres rundlichen Analytikers im Hier und Jetzt – während sie selbst immer dürr gewesen sei – und zugleich eines entsprechenden früheren Objekts, das sie sich, so können wir annehmen, im Traum einverleibte. Auch wenn dieses Traumbild aus der Analyse mit C. Anderson stammt, so scheint mir ihr Verständnis desselben 50 Jahre später von dem Denken ihres langjährigen Analytikers Money-Kylre geprägt.

Befragt nach ihrer Erfahrung mit Roger Money-Kyrle betonte sie zum einen, welche Erleichterung es bedeutet habe, dass – wenn auch im Stil und Fokus unterschiedlich – der analytische Prozess im Wesentlichen der gleiche war wie bei ihrem ersten Analytiker. Ihre Subjektivität konnte in gleicher Weise kommuniziert und vom Analytiker erkannt werden, so wie sie sich allmählich zeigte [evolved]. Sie sprach von Money-Kyrles zurück-

1 Sie bezieht sich damit auf ihre Analyse bei C. Anderson, der 1956 ca. 18 Monate nach Beginn ihrer Analyse plötzlich verstarb, woraufhin sie nach ca. einem weiteren halben Jahr die Analyse bei Money-Kyrle aufnahm.

haltender, distinguierter Art, in der er ruhig und gelassen den Dingen auf den Grund zu gehen wusste. Einem Agieren ihrerseits sei nicht vorschnell etwas entgegengesetzt worden. Stattdessen habe er die Facetten analysiert, ein Verstehen erarbeitet und dann sei ggf. die notwendige Handlung erfolgt. So habe sie ihn als philosophisch veraltet vermutet, ihm deshalb eine Wittgensteinausgabe geschenkt, die sie nach getaner Arbeit zurückerhielt.

Wir haben damit eine Verkörperung dessen, was er in seinem letzten einschlägigen Beitrag *On being a psycho-analyst*, den er wohl eigens für die *Collected Papers* 1977 verfasst hatte und der Band 2 beschließen wird, als ausschlaggebend benennt: die Haltung des Analytikers solle in erster Linie davon geprägt sein, die psychische Realität seines Analysanden kennenzulernen. Voraussetzung hierfür ist, in der eigenen Analyse mit sich bekannt gemacht worden zu sein. Er greift in dieser Charakterisierung auf seine erste klinische Arbeit zurück, in der er ausgeführt hatte, dass die Grundlage für die »normale Gegenübertragung« diese innere Vertrautheit mit den eigenen Gefühlen bildet, so dass – wenn der Analytiker sich in den Patienten versetzt – er oft intuitiv die in ihm evozierten Objektbeziehungen erkennt, die er dann in einer verarbeiteten Form deuten kann. »Abweichungen« dieser normalen Gegenübertragung erkennen wir unter Umständen dann, wenn sich statt dieses Verstehens eine von Liebe oder Hass geprägte Verbindung zu dem Patienten in den Vordergrund drängt. Dann gilt es, diesem emotionalen Hindernis auf den Grund zu gehen.

In der 1950ern war die Gegenübertragung erstmals ein breiteres Thema in der analytischen Vereinigung. Gegen Ende seines sechsten Lebensjahrzehnts hatte sich Roger Money-Kyrle mit seinem ersten klinischen Beitrag präzise konzeptuell klärend eingebracht. In »Normale Gegenübertragung und mögliche Abweichungen« wird bis heute prägnant erfasst, inwieweit Gegenübertragung tatsächlich eine »Störung« darstellt, um die sich der Analytiker kümmern muss, und wie sie zum Verständnis des Patienten genutzt werden kann. Seine Erkundung hat zahlreiche Kollegen angeregt, einzelne Fäden weiterzudenken – beispielhaft sei nur Irma Brenman Pick mit ihrer einflussreichen Arbeit »Durcharbeiten in der Gegenübertragung« herausgegriffen. Wir hatten 2003 – quasi im Vorgriff auf das jetzige Projekt *Ausgewählte Schriften* – einen Band zusammengestellt, dessen Beiträge die Aktualität von Money-Kyrles Aufsatz widerspiegeln. In der

Einführung hatten wir die Arbeit auch in den Kontext der einschlägigen Veröffentlichungen gestellt. Wir kannten damals allerdings noch nicht Melanie Kleins Ausführungen in den von ihr selbst nicht veröffentlichten Vorlesungen aus den 1930er Jahren (s. Klein 2017) noch das ebenfalls von ihr nicht veröffentliche »Statement on training« von 1944 (vgl. Frank 2022), in dem sie von »counter-transference – one of the important factors in curing our patients« spricht. Klein führt aus: Nur wenn wir die Bereitschaft und Offenheit mitbringen, dass Patienten für innere Objekte stehen, können wir als Analytiker Zugang zu ihrer inneren Welt finden. Sowohl Paula Heimann als auch Roger Money-Kyrle dürften mit diesen Ausführungen vertraut gewesen sein. Jetzt wird nochmals deutlicher, wie Roger Money-Kyrle in dieser Tradition ein zentrales Konzept kleinianischen Denkens, das der Wiedergutmachung, mit der von Klein beschriebenen Funktion der Gegenübertragung verknüpft.

Wie kam Roger Money-Kyrle dahin? In seiner »autobiographischen Notiz« (s. Bd. 1) und seinen Ausführungen anlässlich seines 80. Geburtstages (s. Bd. 3) gewährt er einen gewissen Einblick, ohne indiskret zu werden, wie er eine Linie seiner Entwicklung sieht: Zu Beginn sein Ehrgeiz, unbedingt etwas Originelles zu produzieren, was er im Nachhinein als sozusagen megalomane Identifizierung mit seinen Teilobjekt-Eltern versteht, also der unbewussten Überzeugung, der bewunderte väterliche Phallus oder die beneidete mütterliche Brust zu sein. Im Weiteren auch Aspekte einer neidischen oder auch wahnhaften Identifizierung mit dem Elternpaar. Und schließlich die Einsicht, wieviel er den kreativen inneren Eltern verdanke – dass man selten einen wirklich »neuen« Gedanken fasse, sondern Anregung aufgenommen habe… Wie unschwer vorstellbar, brauchte dieser Erkenntnisprozess Jahrzehnte und immer wieder ein Stück Analyse. Inzwischen waren auch die Einsichten in das frühe seelische Funktionieren gewachsen und es wirkt so, dass es letzteres brauchte, um »wirklich« seinen Weg zu finden.

Money-Kyrle erinnert, ca. sechsjährig, unbedingt ein Flugzeug erfinden zu wollen. Dieser Ehrgeiz – und die Familientradition – habe sicher zu seinem Entschluss geführt, nach seinem Schulabschluss in Eton 1916 zur Luftwaffe zu gehen. Einem Artikel von Vickers ist zu entnehmen, dass er sich bereits 1913 dem »Officer Training Corps« anschloss (Vickers 2009,

S. 92), 18-jährig die Aufnahmeprüfung zur Royal Artillery nicht bestand und angeboten hatte, das Fliegen auf eigene Kosten zu lernen, sollte er dann von der Luftwaffe übernommen werden. Nachdem die Realisierung eines Geschosses aus Phosphor, das er sich ausgedacht hatte, mit dem Hinweis auf die Haager Konvention abgetan worden sei, traf ihn 1917 ein solches von den Deutschen. Zurück im zivilen Leben nach dem Krieg habe er zur Kenntnis nehmen müssen, dass für das angestrebte Physikstudium – Einstein bewundernd und beneidend – seine in der Schule preisgekrönten Kenntnisse nicht ausreichten. Er zog sich zurück und verdankte es einem Freund, dass er in Analyse zu Ernest Jones kam, ein Unterfangen, das er gegenüber der Umwelt zu kaschieren suchte, ihm aber offensichtlich half, einen ersten Studienabschluss zu machen. Im Rückblick sieht Money-Kyrle diese 18 Monate bei Jones als von seiner von Angst gezeichneten Hausarztübertragung geprägt – dem Hausarzt hatte er implizit vertraut, bis dieser ihm plötzlich eine geschwollene Drüse im Alter von ca. 4 Jahren aufgeschnittene habe. Und vielleicht fiel es Jones schwer, diese negative Übertragung zu deuten.

Der veröffentlichte Briefwechsel zwischen S. Freud und E. Jones gibt uns Einblick in die Sicht seines ersten Analytikers. In einem Brief vom 22. Mai 1922 versucht Jones drei Patienten bei Freud ab Oktober desselben Jahres unterzubringen. Money-Kyrle charakterisiert er als Aristokraten aus höchster Familie mit einem ausgezeichneten Gehirn. »So jung er auch ist, ich halte ihn für einen starken Denker mit einem sehr klaren Blick für das Wesentliche. Seine Linie ist die moderne Anwendung der Mathematik auf die Prinzipien der Wissenschaft, und er kann viel dazu beitragen, die Grundlagen unserer Wissenschaft in der Zukunft zu definieren. Er kam zu mir, weil er Angst hatte, seine Stimme zu benutzen, was sich als eine hartnäckige (manifest) masochistische Perversion herausstellte. Er machte gute Fortschritte, scheiterte aber zuletzt, als ich die Analyse bis Ostern terminierte. Nach dem Analyseende stürzte er törichterweise davon und heiratete in kurzer Zeit eine ältere Frau, entgegen meinem Rat. Sie ist die zweite Patientin, aber ich weiß nichts über sie, außer dass sie Anthropologin ist. Übrigens kann er es sich leisten, mindestens drei Guineen[2] zu

2 Das war dann auch das Honorar, das Freud bei ihm 1922 ansetzte. In Freuds Notizbuch 12 findet sich auf Blatt 34 eine Aufstellung der Namen von 11 seiner

bezahlen« (S. 479f., Übersetzung CF). Der Kontrast zwischen Jones sicher zutreffenden Sicht, Money-Kyrle habe die Fähigkeit, die Mathematik im Dienste einer künftigen Grundlegung unserer Wissenschaft anzuwenden, und seiner abschätzigen Beurteilung der Eheschließung seines Patienten »entgegen seines Rates« ist frappant und lässt eigene Komplexe des Analytikers vermuten.

Freud ist bereit, Money-Kyrle aufzunehmen, verweist Jones jedoch bezüglich seiner Frau auf Rank (S. 487). Jones erkundigt sich bereits im Herbst nach Freuds Einschätzung, nochmals hinzufügend: »Trotz seines Mangels an Disziplin denke ich, dass er einen scharfen und ausgezeichneten Verstand hat, wenn nur seine Hemmungen geklärt und damit aufgehoben werden könnten« (S. 501, Übersetzung CF). Freud antwortet im November, er könne solange seine intellektuelle Kraft nicht beurteilen, solange er alle Hemmungen und Widerstände auffahre, was er – wie jedes »Greenhorn« – in den ersten Wochen eben tue. Seine Geschichte sei klar, seine Reaktionen darauf aber sehr viel auffälliger (S. 502). Auf eine weitere Nachfrage durch Jones schreibt Freud im April 1923, er mache kontinuierlich Fortschritte: »Meines Erachtens hat er gelernt, zuzuhören und sogar ein wenig zu glauben. Die Konstruktion seiner prähistorischen Geschichte ist vollständig, und er nutzt sie, um die gegenwärtigen Situationen zu erklären. Aber Tatsache ist, dass er noch nicht erinnert und sein ganzes Befolgen nur eine Sache der Vernunft ist. Die praktische Wirkung der Behandlung kann ich nicht abschätzen. Ich bin also bereit, die Arbeit mit ihm fortzusetzen, wenn er zurückkehrt. Er wird am 1. Juni zu einer Prüfung in Cambridge aufbrechen, und von ihrem Ergebnis wird viel abhängen. Ich bin sicher, dass er Sie aufsuchen wird« (S. 521, Übersetzung CF). Jones meldet im Juli zurück, Money-Kyrle habe ihn neulich aufgesucht. Seine Standfestigkeit und sein Selbstvertrauen hätten sich sehr verbessert und er habe keinen Zweifel, dass er seine Kur im kommenden Jahr abschließen werde (S. 524). Die letzte Nachricht von Jones an Freud bezüglich Money-

Analysanden mit der Höhe des jeweiligen Honorars. Hier ist Money-Kyrle mit 3 Pfund aufgeführt (Joan Riviere zum Beispiel mit 2). Wie die Herausgeber A. Hirschmüller und C. Tögel erläutern, müssen diese Einträge nachträglich auf einem freigebliebenen Blatt des Notizbüchleins gemacht worden sein. Sie betreffen u.a. Ereignisse, die zwischen Februar 1921 und Herbst 1922 stattgefunden haben.

Kyrle stammt vom 25. Februar 1926. Er habe ihn auf den Weg zu Freud gesehen und dächte, die Vorzeichen für ein Endergebnis seien günstig [the auspices looked favourable for a final result] (S. 593).

Wir wissen nicht, wie Freud am Ende seinen Patienten sah, ob er weiterhin beobachtete, dass manche Einsichten vor allem rationale blieben, ohne affektiv tiefer reichen zu können? Money-Kyrle lässt uns 1979 wissen, wie seine Sicht von Freud als typischen englischen »country gentleman« von großer Integrität von einer Vaterübertragung zeuge. Sein Vater war ca. 12 Jahre vor der Aufnahme der Analyse bei Freud verstorben. Berührend, wie er uns außerdem wissen lässt, dass die zwei oder drei Krebsoperationen, denen sich Freud in dieser Zeit unterziehen musste, ihn zutiefst depressiv reagieren ließen. Die Verbindung sei ihm damals nicht klar gewesen – wir können die unbewusste Phantasie einsetzen, seine Angriffe hätten Freud krankgemacht. Wie in Band 1 ausgeführt, machte sich Money-Kyrle in diesen Jahren mit zwei philosophischen Dissertationen einen Namen, wobei sein Interesse sich immer mehr der Analyse zuwandte. Seine abstrakt systematische Erörterung analytischer Konzepte wurde offenbar geschätzt, so dass er am 20. März 1929, wie im Korrespondenzblatt der IPV vermerkt, zum Associate Member der British Psychoanalytical Society gewählt wurde, auf Vorschlag von E. Jones, dessen Auflage aber eigenes Praktizieren ausschloss.

Wenn Money-Kyrle 1977 schreibt, er habe erst viele Jahre später entdeckt, dass er unbewusst überzeugt gewesen sei, einen schrecklichen Unfall kurz vor Kriegsende verschuldet zu haben, dann dürfte sich das auf seine spätere dritte Analyse bei M. Klein bezogen haben. Er verknüpft es mit unbewussten Schuldgefühlen gegenüber seinem kurz vor seiner Geburt verstorbenen Bruder. Jones hatte einen Masochismus diagnostiziert, aber vermutlich die unbewusste Überzeugung seines Patienten, ein Kainsmal zu tragen, nicht zu erarbeiten vermocht. Ein Autounfall 1936 ließ ihn auf Anraten von Rickman eine Lehranalyse bei Melanie Klein aufsuchen. Hier scheint er Zugang dazu bekommen zu haben, wie er auf Teil- und Ganzobjektebene Geliebtes verriet, neidisch und eifersüchtig angriff. Wir können annehmen, er vermochte nun seinen »Judas-Anteil« durchzuarbeiten.

Money-Kyrle war zu Beginn des Zweiten Weltkriegs eingezogen worden, »nach verschiedenen Einsätzen für drei Monate an die Generalstabsakademie geschickt und danach an das Luftwaffenministerium versetzt« worden, wo er vier Jahre verblieb (s. Autobiographissche Notiz, Bd. 1). Seine Lehranalyse konnte er somit – mit Unterbrechungen – fortsetzen. In den Archivunterlagen zu Roger Money-Kyrle der Wellcome Collections in London finden sich wenige Zeugnisse, die v. a. die jeweiligen konkreten Verabredungen zu seiner Analyse für die Zeit betreffen, in der M. Klein nur jeweils für wenige Tage von Schottland nach London kam. Im ersten erhaltenen Brief Kleins vom 25.11.1940 aus Pitlochry[3] schreibt sie persönlicher. Sie kommentiert an einer frei gebliebenen Stelle kurz seine Situation beim Militär: *I am glad you are Squadron Leader now; is it now definite or still changeable?* Der Brief als solcher lautet in meiner Übersetzung aus dem Englischen (CF): »Lieber Herr Money-Kyrle, es ist viel geschehen, seit ich das letzte Mal von Ihnen gehört habe, und besonders die letzten Wochen scheinen so viel Anlass für unsere guten Hoffnungen zu geben. Welch eine Freude, die guten Nachrichten von den Siegen Griechenlands zu hören und Mussolini endlich einmal geschlagen zu sehen! – Ich hoffe, es geht Ihnen einigermaßen gut und Sie haben auch zufriedenstellende Nachrichten von Ihrer Familie [...]. Und gefällt Ihnen Ihre Arbeit noch? Ich habe (wieder und mit mehr Muße) Ihr Buch[4] gelesen und finde es wirklich sehr gut und interessant. Ich frage mich, ob ich Ihnen das jemals gesagt habe – vielleicht nicht und ich bin froh, Ihnen das jetzt zu sagen. Ich überarbeite gerade einige Vorlesungen über die normale Entwicklung und Analyse und erweitere sie. Ich hielt sie im Frühjahr 1939 an der Londoner Universität und hoffe, ein kleines Buch daraus machen zu können. Mir geht es sehr gut. Pitl. ist recht friedlich und sehr angenehm und ich habe auch gute Nachrichten von Verwandten und Freunden« (PP/RMK/C.2).[5]

3 Adressiert an »Squadron Leader« Roger Money-Kyrle, Tavistock Court, London; am 27.7.41 an Air Ministry, Woburn Place, London.

4 Vermutlich *Superstition and Society*, das 1939 erschienen war.

5 1941 folgen diverse kurze Briefe Kleins an Money-Kyrle – am 20.5., dass sie ihren Besuch in London verschieben müsse, am 16.6. komme und – wenn sie nichts Gegenteiliges von ihm höre – die im letzten Brief vorgeschlagenen Zeiten für ihn reserviere. Sie fügt hinzu, dass die Nachrichten ziemlich schlecht seien, man nur hoffen könne, dass Roosevelt etwas Ermutigendes zu sagen habe.

Was wissen wir über Money-Kyrles Aktivitäten nach Ende des Krieges? Auf seine Mitarbeit beim German Personel Research Branch der Britischen Kontrollkommission 1946, für die er seine Lehranalyse unterbrochen hatte, haben wir im letzten Band hingewiesen. Darüber wird an anderer Stelle detaillierter zu berichten sein. Die Lehranalyse bei Melanie Klein sollte ihm – nach der eingeschränkten Mitgliedschaft in der BPS seit 1929, welche eine klinische Praxis ausschloss – nun auch die Durchführung von Analysen ermöglichen. Vermutlich dürfte er während des Krieges keine Patienten gesehen haben. Für die Zeit danach findet sich in der Aufstellung der Archivunterlagen für 1945 nur der Hinweis auf zwei Erstinterviews. Darüber hinaus liegt ein Brief von John Rickman, einem auch in der Ausbildung wieder aktivem Lehranalytiker – und künftigem Vorsitzenden der Britischen Psychoanalytischen Gesellschaft (1947–1950) – vom 23.9.45 vor, in dem er ihn wissen lässt, er habe noch keinen geeigneten Patienten für ihn gefunden (PP/RMK /C.2). Und in einem Brief Melanie Kleins mehr als ein Jahr später, vom 1.11.46, schreibt sie ihrem Lehranalysanden, der wohl gerade aus Deutschland zurückgekehrt war und seine Analyse noch nicht wiederaufgenommen hatte, Paula Heimann werde einen Patienten für ihn finden. Aus diesem Brief geht indirekt auch hervor, dass Money-Kyrle seine Zeit in Deutschland durchaus als lohnend empfand: »It is good to hear that you have reasons to feel that your time spent in Germany was worthwhile« (PP/RMK/C.2). Vermutlich wird es ab 1947 einen »regulären« Einstieg in die eigene analytische Arbeit gegeben haben.

Damit hatte er, so kann man vermuten, nun »seine Stimme« gefunden. Die klinischen Beiträge dieses Bandes zeugen davon. Die Sichtung der im Archiv vorhandenen Notizen zu seinen Fallgeschichten stellen ein Forschungsprojekt für die Zukunft dar. Um einen gewissen Einblick in seine Art zu arbeiten zu vermitteln, sei zum Abschluss dieser Einführung aus einem 15-seitigen Manuskript weniges zusammengefasst wiedergegeben, das den interessanten Titel »The frustration of an inner object«[6] (PP/RMK/G.1/19) trägt. In ihm wird anonymisiert über die Analyse eines Patienten berichtet, der als Angsthysteriker an ihn überwiesen worden war. Er war zusammengebrochen, als er sich in der Beziehung zu einer Studienkommilitonin gefangen fühlte: Sie schien ihm nun doch nicht mehr

6 Wellcome Collection. In copyright.

die Richtige, aber er fühlte sich ihr so verpflichtet, dass er sich auch nicht zu trennen vermochte. In der Analyse zeigten sich bald auch paranoid-schizoide Züge.

Zur Vorgeschichte lesen wir von einem dominanten Vater, persönlich integer, aber gegenüber dem Versagen anderer voller Verachtung. Obwohl erfolgreich, war er von Groll gegenüber der Welt erfüllt, weil er nicht seinen eigenen Erwartungen entsprochen hatte. Die Mutter war in zweiter Ehe verheiratet und in der Sicht des Patienten hatte sie nur ihren ersten Mann geliebt, nicht aber seinen Vater, was zu einer untergründigen Verachtung des Patienten dem Vater gegenüber führte. Der Patient konnte nichts zu seinen frühen Jahren berichten, Money-Kyrle vermutete aber ernsthafte Schwierigkeiten sowohl beim Stillen/Füttern als auch bezüglich seiner Ausscheidungen, die sich in der analytischen Situation unzählige Male wiederholten. So vermochte er auf dem Weg zu seinem Analytiker in seiner Vorstellung »Analyse zu machen«, aber sobald er auf der Couch lag, fühlte er sich völlig frustriert und wutentbrannt. So geriet er oft in einen Wutanfall, der bis kurz vor Ende der Sitzung andauerte, um sich dann völlig verzweifelt zu fühlen, dass er nicht früher herausgekommen war. Deutungen seiner oral- und analsadistischen Impulse gegenüber der mütterlichen Brust, dem väterlichen Penis und den internalisierten Eltern, so wie sie in der Übertragung auftauchten, führten allmählich zu Fortschritten. Dabei wurden auch seine Phantasien der zerstörten Eltern in ihm benannt, die zu einem Verfolgungsgefühl einerseits und zu Gefühlen von Leere und Verzweiflung andererseits führten. Er konnte sein Studium wiederaufnehmen und beenden, eine passable Arbeitsstelle finden und war entschlossen, seine Verlobte zu heiraten. Die herannahende Hochzeit hatte wieder zu einer Krise geführt, die in der Analyse angeschaut werden konnte. Wir erfahren, dass er dann die Flitterwochen genoss und sich wohl fühlte.

Anlass für Money-Kyrle, sich Klarheit über diese Analyse zu verschaffen, war ein Stagnieren wenige Jahre später, nachdem schon die erste Schwangerschaft der Ehefrau des Patienten Auslöser für heftige Ablehnung ihr gegenüber war. In der Analyse war es unter anderem um seinen verleugneten Wunsch, eine Frau zu sein, gegangen, um den Neid auf seine Frau u. a. Die zweite Schwangerschaft spitzte die Situation wieder zu. Er kam oft zu spät zu seiner Analysesitzung, schimpfte, es habe keinen Sinn zu kommen, da er nichts zu erzählen habe – und wenn er etwas hätte, würde er es nicht tun. Er verfluchte seinen Analytiker als Narren, der ihn nie verstand oder gar half. So ging es bis kurz vor Ende der Stunde, um dann manchmal noch einen Traum zu berichten. Es war klar, dass er seinen Analytiker für seine Heirat verantwortlich machte, wenn er mit fast jeder anderen Frau glücklich sein könnte. Die einzige Rolle, die seinem Analytiker zukam, war diejenige, dass er an der Ehe festhalten könne und sie schließlich möge. Zugleich bewies er ihm immer wieder aufs Neue, dass er genau das nicht vermöge.

Als Money-Kyrle nun darüber nachdachte, erkannte er, dass sein bisheriges Verständnis gewissermaßen sekundäre Phänomene betraf. Er hatte bis dato gedeutet, wie – sowohl in der Beziehung zu seiner Frau als auch zu seinem Analytiker – eine Frustration, ein destruktiver Wutausbruch die Internalisierung eines zerstörten Objekts darstellt, woraufhin diese Objekte mittels Re-Projektion wieder zu bösen, nutzlosen und v. a. »schmutzigen« wurden. Der Patient hasste sie dann umso mehr, musste sie draußen halten und zugleich wollte er sie verzweifelt wiederherstellen. Nun stellte sich Money-Kyrle die Frage, ob nicht Teile des eigenen Ichs des Patienten mit diesen Objekten, die der Patient verfolgte, verschmolzen waren. Der Patient hatte ihm erzählt, er habe seine Frau nur geheiratet, weil sie drei Jahre zuvor ihren Vater verloren habe. Sein Vater hatte seine Mutter drei Jahre nach dem Verlust ihres ersten Ehemannes geheiratet. Die vorherrschende Rolle des Analytikers war gewesen, ihn bei seiner Verpflichtung seiner Frau gegenüber zu halten; die Rolle des Patienten, die Qualen einer erzwungenen Verbindung zu erleiden und daran gehindert zu werden, sexuelle Befriedigung andernorts zu finden.

Jetzt wurde aber zugänglich, dass »er« sein Vater war, der in dieser besonderen Form gequält wurde – nicht indem er von seiner Frau getrennt wurde, sondern indem er gezwungen wurde, ihr treu zu sein und ihm die Liebe anderer Frauen damit vorenthalten wurde. Nachdem diese Zusammenhänge gedeutet worden waren, verbrachte der Patient ein befriedigenderes Wochenende, versäumte aber die Montagsstunde und war am Dienstag frustrierter als je. Am Mittwoch konnte er sagen, dass dies der Fall gewesen sei, weil er habe »kommen wollen.« Es kam ins Offene, dass die Analyse jahrelang eine Verpflichtung war, die er erfüllen sollte, aber verabscheute. Jetzt »wollte« er und konnte anders Hilfe annehmen. Statt Angst und Wut stand jetzt Depressives im Vordergrund.

Wir hoffen, dieser Blick in Roger Money-Kyrles »Werkstatt« vermittelt ein Bild, wie wir ihn uns als praktizierenden Analytiker vorzustellen haben. Die Beiträge im Folgenden, denen wieder kurze Einführungen vorangestellt sind, lässt uns an den Früchten dieser Arbeit teilhaben. Unser Dank gilt wieder Meg Harris Williams und dem Harris Meltzer Trust (Crondall) für die Überlassung der Rechte für die deutsche Übersetzung der hier abgedruckten Kapitel aus den *Collected Papers* und dem Klett-Cotta-Verlag für die Genehmigung Money-Kyrles »Normale Gegenübertragung und mögliche Abweichungen« in der Übersetzung von Elisabeth Vorspohl aus »Melanie Klein Heute« abdrucken zu dürfen. Es bleibt, Antje Vaihinger unseren herzlichen Dank für ihre zuverlässig gute Übersetzungsarbeit auszusprechen.

Stuttgart, im Juli 2022 *Claudia Frank / Heinz Weiß*

Literatur

Brenman Pick, I. (1985): Durcharbeiten in der Gegenübertragung. In: Spillius, E. (Hg.): Melanie Klein heute Bd. 2, München (Verlag Internationale Psychoanalyse) 1995. Und in C. Frank, H. Weiß: Normale Gegenübertragung und mögliche Abweichungen. Tübingen. edition diskord, 37–58.

Frank, C. (2022): »counter-transference – one of the important factors in curing our patients«. Zu Melanie Kleins unveröffentlichtem »Statement on Training« (1944). Luzifer-Amor 69, 153–175.

Frank, C., Weiß, H. (Hrsg.) (2003): Normale Gegenübertragung und mögliche Abweichungen. Zur Aktualität von R. Money-Kyrles Verständnis des Gegenübertragungsprozesses. Tübingen: edition diskord. 2. Auflage 2014, Frankfurt a. M.: Brandes & Apsel.

Freud, S. & Eitingon, M. (2004): Briefwechsel 1906–1939, 2 Bd., hg. v. M. Schröter. Tübingen: Ed. Diskord.

Freud, S. (2021): Freuds Notizbücher 1901–1936. Hrsg. von A. Hirschmüller und C.Tögel. http://www.freud-biographik.de/freuds-notizbuecher-1901-1936/

Klein, M. (2019 [2017]): Vorlesungen zur Behandlungstechnik, hg. u. komm. von J. Steiner. Gießen: Psychosozial.

Money-Kyrle, R. (1979): Looking backwards – and forwards. Int. Rev. Psycho-Anal. 6, 265–272

Money Krle, R. (2022): Die Psychologie von Krieg und Propaganda. Ausgewählte Schriften Band 1. Hg. von H. Weiß und C. Frank. Frankfurt a. M.: Brandes & Apsel.

Meltzer, D., O'Shaughnessy, E. (Hg. 1978): The Collected Papers of Roger Money-Kyrle. Strath Tay, Perthshire: Clunie Press.

Vickers, N. (2009): Roger Money-Kyrle's Aspasia: The Future of Amorality (1932): Interdisciplinary Science Reviews, 34, 91–106

Einführung zu Kapitel 1

Wie in der Einführung zu diesem Band bereits dargestellt, gilt Money-Kyrles Arbeit über die Gegenübertragung, die er im Juli 1955 anlässlich des 19. Internationalen Psychoanalytischen Kongresses in Genf erstmals vorgestellt hatte, als grundlegender Beitrag zu diesem Thema. Er ordnet sich ein in ein neues Nachdenken über die Gegenübertragung, das Ende der 1940er- und Anfang der 1950er-Jahre mit den Aufsätzen Heinrich Rackers (1948, 1951, 1953), Paula Heimanns (1950), Annie Reichs (1951), Margret Littles (1951), Maxwell Gitelsons (1952) und anderer eingesetzt hatte. Die Impulse kamen also aus verschiedenen Regionen und unterschiedlichen Richtungen, so dass eine Auseinandersetzung mit der Gegenübertragung damals gewissermaßen in der Luft lag (vgl. Orr 1954).

Freilich hatten bereits früher einzelne Autoren auf die Rolle der Gegenübertragung hingewiesen, darunter Sándor Ferenczi und Otto Rank (1924), Richard Sterba (1927) und Edward Glover (1927). Dabei kommt der Aufsatz von Robert Fliess *The Metapsychology of the Analyst* (Fliess 1941) den Überlegungen Roger Money-Kyrles wohl am nächsten. Denn ähnlich wie dieser beschreibt er das Verstehen in der Gegenübertragung als »Verdauungsvorgang« (S. 215) mit aufeinander folgenden projektiven und introjektiven Phasen. Ohne die Gegenübertragung explizit zu nennen, setzt sich auch James Strachey in seiner grundlegenden Arbeit *Die Grundlagen der therapeutischen Wirkung der Psychoanalyse* (Strachey 1935[1934]) mit der Thematik auseinander.

Innerhalb der kleinianischen Tradition ist es wichtig, sich an die Entstehung von Theorie und Technik aus der Praxis der Kinderanalyse zu erinnern. Mit der von Klein entwickelten ›Spieltechnik‹ – in Analogie zu den ›freien Assoziationen‹ des Erwachsenen – war die Analytikerin unmittelbar in die spielerischen Inszenierungen ihrer kleinen Patienten einbezogen. Wie Claudia Frank (Frank, Weiss 1996; Frank 1999) aufgezeigt hat, benutzte Klein dabei implizit ihre Gegenübertragung, um die Bedeutung dieser Inszenierungen zu verstehen, ohne in einem pädagogischen Sinn auf sie Einfluss zu nehmen (Klein 1927, 1932). Daraus leitete sie ihr Verständnis der Übertragungssituation als einer ›Gesamtsituation‹ ab, welche die vielfältigen Aspekte der Beziehung zwischen Patient und Analytikerin im Hier-und-Jetzt der therapeutischen Situation umfasst (Klein 1952).

Diese Sichtweise vertiefte und erweiterte Freuds klassisches Verständnis der Übertragung als einer »Wiederholung der vergessenen Vergangenheit« (Freud 1914g). Zur zeitlichen Dimension kam nun die räumliche hinzu: In der Übertragungssituation begegnen sich die innere Welt des Patienten und der psychische Raum des Analytikers. Hierfür hatte Kleins Entdeckung der ›projektiven Identifizierung‹ (Klein 1946; Frank, Weiß 2007) die entscheidenden Voraussetzungen geschaffen.

Wie neuartig und gewissermaßen ihrer Zeit ›voraus‹ Klein mit ihrer Auffassung des psychoanalytischen Behandlungsprozesses war, wurde erst in den letzten Jahren durch John Steiners Publikation von Melanie Kleins *Vorlesungen zur Behandlungstechnik* aus dem Jahr 1936 und ihrer *Seminare zur Behandlungstechnik* aus dem Jahr 1958 deutlich.

Bereits 1936 hatte Klein darauf hingewiesen, dass der analytische Prozess nicht in einer Laboratoriumsatmosphäre stattfinden könne und der Analytiker in seinen Gefühlen »völlig lebendig« *(›fully alive‹)* sein müsse, ohne seine Fähigkeit zur gedanklichen Beobachtung zu verlieren. Die Gegenübertragung sei deswegen ein »hochbedeutsames Phänomen« (vgl. a. Frank 2022). Sowohl übermäßige Besorgnis, Angst als auch Schuldgefühle könnten zu Auslenkungen aus jenem Gleichgewicht führen, durch das Klein die analytische Haltung charakterisiert: der Balance von Antwortbereitschaft (*›responsiveness‹*), Abstand (*›detachment‹*) und dem Wunsch, die ganze Wahrheit zu entdecken und diese auszuhalten, worin diese auch immer bestehen mag (Klein 1936, S. 79).

In ihren Seminaren zur Behandlungstechnik von 1958 vertieft sie ihr Verständnis der Gegenübertragung: Der Patient projiziere Teile seiner inneren Welt in den Analytiker, aber auch der Analytiker müsse sich, um den Patienten empathisch zu verstehen, partiell in den Patienten projizieren. Allerdings müsse diese projektvive Identifizierung von Seiten des Analytikers zeitlich begrenzt und flexibel bleiben. Denn falle er in den Patienten hinein und bleibe in ihm stecken, könne dies die Analyse ruinieren (Klein

1958, S. 114). Sie warnt zugleich davor, die Gegenübertragung als direkten Hinweis auf den psychischen Zustand des Patienten zu verstehen. Sie sei vor allem ein Ausgangspunkt, um sich selbst zu orientieren.

Damit grenzt sich Melanie Klein von einer zu weitgehenden Auslegung der Gegenübertragung als unmittelbarer Ausdruck der vom Patienten übermittelten Gefühlszustände ab. Sie könne dem Analytiker jedoch dienlich sein, sich selbst wiederzufinden und hierzu müsse er für die in ihm entstandenen Gefühle Verantwortung übernehmen.

Zu der Zeit, als Klein ihre Seminare hielt, hatte Roger Money-Kyrle seine grundlegende Arbeit über die Gegenübertragung bereits publiziert. Sie spiegelt den Zustand der Debatte über das Phänomen – oder besser: den *Prozess* – der Gegenübertragung wieder.

Money-Kyrle nimmt in seinem Aufsatz sowohl auf Kleins Entdeckung der inneren Objektwelt als auch auf die Arbeit Paula Heimanns Bezug. Er beschreibt zunächst die ›normale Gegenübertragung‹ als einen Vorgang, in dem der Analytiker in der Lage ist, die in ihn projizierten Teile der inneren Welt des Patienten aufzunehmen, sich in ihn hineinzuversetzen und dabei die Fähigkeit bewahrt, darüber nachzudenken. ›Nachdenken‹ bedeutet hierbei, die projizierten Elemente durch Vergleich mit den eigenen inneren Objekten zu ›lesen‹, ihnen eine Bedeutung zu geben und sie mittels geeigneter Deutungen in den Patienten zurückzuprojizieren, so dass dieser sie aufnehmen und in sein Selbst integrieren kann. Dabei oszilliert er nicht nur zwischen introjektiven und projektiven Bewegungen, sondern auch zwischen Identifizierungen mit den Elternfiguren und dem kindlichen Selbst.

Money-Kyrle betont, dass der ungestörte Ablauf dieses Vorgangs eher die Ausnahme als die Regel ist. Er beschreibt Phasen verzögerter Projektion und Introjektion, in denen sich das Durcharbeiten der Gegenübertragung wie in einer Zeitlupenbewegung (*›slow motion process‹*) vollzieht. Gerade diese Phasen blockierten Verstehens sind für die Erforschung des psychoanalytischen Prozesses aber von besonderem Interesse. Denn hier kommen neben Einflüssen, die vom Patienten ausgehen, auch Aspekte der Persönlichkeit des Analytikers zum Tragen, wie z. B. seine Rezeptivität, Über-Ich-Forderungen oder auch Ängste wegen einer zu großen Ähnlichkeit der inneren Objekte des Patienten mit unbekannten Teilen des eigenen Selbst.

Zentral für Money-Kyrles Ansatz ist die Überlegung, dass die projizierten Elemente des Patienten sowohl für das infantile Selbst als auch für die beschädigten inneren Objekte des Analytikers stehen. Der Gedanke, dass das Verstehen an das In-Gang-Kommen von Identifizierungs- und Wiedergutmachungsprozessen gebunden ist, ist nicht nur für seine Zeit, sondern auch bis in die Gegenwart hinein innovativ. Aus diesem Grund hatten wir Money-Kyrles Aufsatz einen eigenen Band mit den Beiträgen zeitgenössischer Analytiker zu seiner grundlegenden Arbeit von 1956 gewidmet (Frank, Weiß 2003). Letztlich erscheint bei ihm das Durcharbeiten der Gegenübertragung als ein komplexer, oszillierender und mehrphasiger Prozess (Weiß 2014; vgl. a. Oelsner 2013).

Aber nicht nur aus diesem Grund kommt Money-Kyrles Aufsatz über die Gegenübertragung eine besondere Bedeutung zu. Er nimmt darin gewissermaßen auch Bions Modell des *Containment* (Bion 1962) um mehrere Jahre vorweg. Deutlicher noch als bei Bion wird hier die innere Natur des im Analytiker ablaufenden Transformationsprozesses erkundet, für den bei Money-Kyrle die Identifizierung mit dem inneren Elternpaar sowie das Einsetzen von Wiedergutmachungsprozessen eine entscheidende Rolle spielen. Beide Aspekte werden bei Bion höchstens am Rande erwähnt.

Insofern ist Money-Kyrles Aufsatz von 1956 nicht nur von historischem Interesse, sondern auch heute noch Programm für zukünftige Forschungen.

Heinz Weiß

Literatur

Bion, W. R. (1962): *Lernen durch Erfahrung*. Frankfurt a. M. (Suhrkamp), 1990.

Gitelson, M. (1952): The emotional response of the analyst in the psychoanalytic situation. *Int. J. Psycho-Anal.* 33, 1–10.

Glover, E. (1927): Lectures on technique in psycho-analysis. *Int. J. Psycho-Anal.* 8, 486–520.

Heimann, P. (2016[1950]): *Zur Gegenübertragung. Gegenübertragung und andere Schriften zur Psychoanalyse. Vorträge und Aufsätze aus den Jahren 1942–1980.* Stuttgart (Klett-Cotta), 111–117.

Ferenczi, S., Rank, O. (1924): *Entwicklungsziele der Libido.* Leipzig, Zürich, Wien (Internationaler Psychoanalytischer Verlag).

Frank, C. (1999): *Melanie Kleins erste Kinderanalysen – die Entdeckung des Kindes als Objekt sui generis von Heilen und Forschen.* Stuttgart-Bad Cannstatt (Frommann-Holzboog).

Frank, C. (2022): »Counter-transference – one of the important factors in curing our patients.« Zu Melanie Kleins unveröffentlichtem »Statement on Training« (1944). *Luzifer-Amor 69*, 153–175.

Frank, C., Weiß. H. (1996): Der Beginn einer Kinderanalyse im Spiegel der handschriftlichen Aufzeichnungen Melanie Kleins. *Zeitschrift für Geschichte der Psychoanalyse*, 9, 17, 7–31.

Frank, C., Weiß, H. (Hrsg.) (2007): *Projektive Identifizierung. Ein Schlüsselkonzept der psychoanalytischen Therapie.* Stuttgart (Klett-Cotta).

Freud, S. (1914g): Weitere Ratschläge zur Technik der Psychoanalyse II: Erinnern, Wiederholen und Durcharbeiten. *GW 10*, 126–136.

Klein, M. (1927): Symposium zur Kinderanalyse. *Ges. Schr. Bd. I*, 1, 211–256.

Klein, M. (1932): Die Psychoanalyse des Kindes. *Ges. Schr. Bd. II.*

Klein, M. (1936): The Lectures on Technique. In: Steiner, J. (ed.), The Lectures on Technique by Melanie Klein. London, New York: Routledge 2017, 25-94. (dt.: Die Vorlesungen zur Behandlungstechnik. In: dies., *Vorlesungen zur Behandlungstechnik.* Gießen (Psychosozial) 2019, 43–132).

Klein, M. (1946): Bemerkungen über einige schizoide Mechanismen. *Ges. Schr., Bd. III*, 1–41.

Klein, M. (1952): Die Ursprünge der Übertragung. *Ges. Schr. Bd. III*, 81-96.

Klein, M. (1958): The Seminars on Technique. In: Steiner, J. (ed.), The Lectures on Technique by Melanie Klein. London, New York: Routledge 2017, 95–128. (dt.: Die Seminare zur Behandlungstechnik. In: dies., *Vorlesungen zur Behandlungstechnik.* Gießen: (Psychosozial) 2019, 133–161).

Little, M. (1951): Countertransference and the patient's response to it. *Int. J. Psycho-Anal.* 32, 32–40.

Orr, D. (1954): Transference and countertransference. A historical survey. *J. Am. Psychoanal. Ass.* 2, 621–670.

Oelsner, R. (ed.) (2013): *Transference and Countertransference Today.* London, New York (Routledge).

Racker, H. (1948): A contribution to the problem of counter-transference. *Int. J. Psycho-Anal.* 34 (1953), 313–334.

Racker, H. (1951): Observations on countertransference as a technical instrument. Preliminary communication (lecture, delivered to the Argentine Psychoanalytic Association).

Racker, H. (2017[1953]): Bedeutungen und Verwendungsmöglichkeiten der Gegenübertragung. In: Ders.: *Übertragung und Gegenübertragung. Studien zur psychoanalytischen Technik.* München, Basel: Ernst Reinhardt Verlag, 7. Aufl. 150–201.

Reich, A. (1951): On countertransference. *Int. J. Psycho-Anal.* 32, 25–31.

Sterba, R. (1927): Über latent negative Übertragung. Int. *Zeitschrift für Psychoanalyse*, 13, 160–165.

Strachey J (1935): Die Grundlagen der therapeutischen Wirkung der Psychoanalyse. *Internationale Zeitschrift für Psychoanalyse* 21: 486–516.

Weiss, H. (2014): Projective identification and working through of the countertransference: A multiphase model. *Int. J. Psycho-Anal. 95*, 739–756.

Kapitel 1

Normale Gegenübertragung und mögliche Abweichungen

Einführung

Die Gegenübertragung ist ein altes psychoanalytisches Konzept, das in jüngerer Zeit erweitert und bereichert wurde. Früher pflegten wir die Gegenübertragung in erster Linie für eine persönliche Störung zu halten, die es in uns selbst »weg«zuanalysieren galt. Heute sind wir darüber hinaus der Meinung, dass ihre Ursachen auch im Patienten liegen, der von ihr wiederum beeinflusst wird, und betrachten sie deshalb als einen Hinweis auf etwas, das in ihm analysiert werden muss.[1]

Ich denke, dass man sich diesen in jüngerer Zeit erforschten Aspekt der Gegenübertragung auf die beispielsweise von Paula Heimann (1950) beschriebene Art und Weise zunutze machen und dadurch einen bedeutenden technischen Fortschritt erzielen kann. Aber natürlich bedeutet die Entdeckung, dass die Gegenübertragung unter Umständen ein nützliches »Instrument« ist, nicht, dass sie grundsätzlich kein schwerwiegendes Hindernis mehr darstellt. Und da beide Aspekte in der Tat nicht von der Hand zu weisen sind, dürfen wir vermuten, dass ihre Ähnlichkeiten ebenso wie ihre

1 Der Gebrauch der Gegenübertragung als »Instrument der Forschung« wurde insbesondere von Paula Heimann ([1950] 1964) untersucht. Das heißt, sie wies auf ihre im Patienten liegenden *Ursachen* hin, während Margaret Little (1951) die *Auswirkungen* der Gegenübertragung auf den Patienten betonte. Auch dies ist eindeutig ein wichtiger Aspekt. Was aber die Deutung der Reaktion des Patienten auf unsere Gegenübertragung betrifft, gehen die Meinungen darüber auseinander, ob wir ihm gegenüber, wie Little es für richtig hält, unsere Gegenübertragung gelegentlich eingestehen sollten – statt nur das zu deuten, was in seinem Kopf vorgeht, uns also auf die Deutung der Ansichten, die er sich über unsere Haltung gebildet hat, zu beschränken.

Unterschiede ein Problem darstellen, das nach wie vor untersucht zu werden verdient. Vielleicht kann man dieses Problem in Form von drei aufeinander aufbauenden Fragen formulieren: Was ist »normale« Gegenübertragung? Wie und unter welchen Bedingungen wird sie gestört? Und wie können Störungen korrigiert und in diesem Prozess vielleicht eingesetzt werden, um eine Analyse voranzubringen?

Normale Gegenübertragung

Was die korrekte oder normale Haltung des Analytikers gegenüber dem Patienten betrifft, so gibt es eine Reihe von Aspekten, die sowohl in Aufsätzen als auch in Diskussionen thematisiert worden sind. Freud sprach von »wohlwollender Neutralität«, die meiner Ansicht nach bedeutet, dass der Analytiker sich um das Wohlergehen des Patienten sorgt, ohne aber emotional in seine Konflikte verstrickt zu werden. »Wohlwollende Neutralität« bedeutet überdies, denke ich, dass der Analytiker dank seines Verstehens des psychischen Determinismus über eine bestimmte Form der Toleranz verfügt, die das Gegenteil von Verurteilung meint und doch keinesfalls mit Nachgiebigkeit oder Gleichgültigkeit gleichzusetzen ist.

Viele Analytiker haben auf das Element der wissenschaftlichen Neugierde hingewiesen, und ohne diese Sublimierung kämen wir sicherlich nicht weit. Aber sie allein scheint doch etwas zu unpersönlich. Die Sorge um das Wohlergehen des Patienten ergibt sich meiner Ansicht nach aus der Mischung von zwei anderen, grundlegenden Trieben: dem Wiedergutmachungstrieb, welcher der in uns allen latent vorhandenen Destruktivität entgegenwirkt, sowie dem elterlichen Trieb. Sind sie zu stark, verraten sie natürlich übergroße Schuldgefühle aufgrund unzureichend sublimierter Aggressivität, welche die Ursache für äußerst verstörende Ängste sein kann. Bis zu einem gewissen Grad aber sind beide mit Sicherheit normal. Die Befriedigungen, die in der Analyse durch Wiedergutmachung gewonnen werden, liegen auf der Hand und sind häufig thematisiert worden. In gewissem Maße muss der Patient also für die beschädigten Objekte der unbewussten Phantasie des Analytikers stehen, die durch die Aggression noch immer gefährdet sind und der Fürsorge und Wiedergutmachung bedürfen. Auf den elterlichen Aspekt ist Paula Heimann in Diskussionen eingegangen.[2] Niemand würde behaupten, dass der Patient einzig und allein für ein Kind steht und nicht manchmal auch für ein Geschwister oder sogar für ein Elternteil. *Vorwiegend* jedoch beschäftigt der Analytiker sich eben mit dem unbewussten Kind im Patienten; und weil dieses Kind den Analytiker so häufig wie ein Elternteil behandelt, kann das Unbewusste des Analytikers kaum anders reagieren, als den Patienten zu einem gewissen Grad als sein Kind zu betrachten.

Nun vertritt ein Kind für einen Vater oder eine Mutter zumindest teilweise einen frühen Aspekt des Selbst. Und dies scheint mir wichtig zu sein. Denn gerade weil der Analytiker sein frühes Selbst, das bereits analysiert worden ist, im Patienten wiederzuerkennen vermag, ist er in der Lage, den Patienten zu analysieren.[3] Anders als sein theoretisches Wissen sind seine Empathie und seine Einsicht auf diese Art partieller Identifizierung angewiesen.[4]

Identifizierung kann jedoch zwei verschiedene Formen annehmen – die introjektive und die projektive –, eine in Freuds Konzept latent enthaltene Unterscheidung, deren Bedeutung Melanie Klein kürzlich herausgearbeitet hat.[5] Folglich dürfen wir erwarten, in der partiellen Identifizierung des Analytikers mit seinem Patienten beiden Formen zu begegnen.

2 Auf die Sublimierung der Neugierde bzw. der elterlichen Impulse ist von Clifford Scott und Paula Heimann bei wissenschaftlichen Diskussionen in der Britischen Psychoanalytischen Gesellschaft verwiesen worden. Ich habe jedoch in all ihren publizierten Arbeiten keine Äußerungen speziell zu diesen Punkten gefunden. In »Problems of the training analysis« (1954) nimmt Paula Heimann jedoch indirekt auf die durch überstarke elterliche Sublimierung verursachten Gefahren Bezug.

3 Umgekehrt kann der Analytiker, indem er bei einem Patienten auf neue Muster stößt, noch nach seiner Ausbildung [post-graduate] in seiner eigenen Analyse Fortschritte machen.

4 Annie Reich (1951) spricht von »kurzfristiger Identifizierung«, und Paula Heimann beschreibt sie in dem bereits zitierten Aufsatz »Problems of the training analysis« als Identifizierung mit sowohl introjektivem als auch projektivem Charakter.

5 Melanie Klein (1946). Meiner Ansicht nach ist diese Unterscheidung in Freuds »Massenpsychologie und Ich-Analyse« (1921) bereits enthalten, wenn auch nicht sehr klar herausgearbeitet.

Ich möchte zu beschreiben versuchen, was anscheinend geschieht, wenn eine Analyse gut verläuft. Meiner Ansicht nach findet eine ziemlich schnelle Oszillationsbewegung zwischen Introjektion und Projektion statt. Während der Patient spricht, wird der Analytiker sich sozusagen introjektiv mit ihm identifizieren, und wenn er ihn innerlich verstanden hat, wird er ihn reprojizieren und eine Deutung geben. Am deutlichsten bewusst ist der Analytiker sich meiner Meinung nach der projektiven Phase – der Phase also, in welcher der Patient zum Repräsentanten eines früheren unreifen oder kranken Teils einschließlich der beschädigten Objekte seiner selbst wird, den er nun verstehen und mit dem er folglich in der äußeren Welt umgehen kann, indem er deutet.

Inzwischen erhält der Patient wirksame Deutungen, die ihm helfen, mit weiteren Assoziationen zu reagieren, die verstanden werden können. Solange der Analytiker sie versteht, hat diese befriedigende Beziehung – die ich als die »normale« bezeichnen werde – Bestand. Insbesondere werden die Gegenübertragungsgefühle des Analytikers auf jene Einfühlung in den Patienten begrenzt bleiben, welche die Grundlage seiner Einsicht bildet.

Phasen des Nicht-Verstehens

Jeder, der Analytiker nicht weniger als der Patient, wäre glücklich, wenn diese Situation, die ich soeben beschrieben und als »normale« bezeichnet habe, über die gesamte Dauer einer Analyse fortbestünde. Unglücklicherweise ist sie nur in dem Sinne normal, als sie ein Ideal darstellt. Ihr Fortbestehen ist auf das kontinuierliche Verständnis des Analytikers angewiesen. Dieser aber ist nicht allwissend. Sein Verständnis versagt insbesondere immer dann, wenn der Patient allzu genau bestimmten Aspekten seiner selbst entspricht, die zu verstehen er noch nicht gelernt hat. Manche Patienten verhalten sich zudem viel weniger kooperativ als andere. Es gibt Patienten, bei denen der beste Analytiker große Schwierigkeiten hat, den Kontakt aufrechtzuerhalten – bei denen die »normale« Beziehung eher die Ausnahme als die Regel ist. Und selbst bei kooperativen Patienten unterliegt sie recht häufig Brüchen.

Wir erkennen diese Brüche sofort an unserem Gefühl, dass das Material undurchsichtig wird und wir irgendwie den Faden verloren haben. Was auch immer uns entgangen sein mag, die Tatsache, dass es uns entgangen ist, ruft eine neue Situation hervor, die der Analytiker wie auch der Patient unter Umständen als Belastung empfinden. Natürlich erleben manche Analytiker – beispielsweise diejenigen, die verstärkt nach der Bestätigung durch kontinuierlichen Erfolg verlangen – solche Belastungen intensiver als andere. Von individuellen Unterschieden abgesehen, ist es aber eine Eigentümlichkeit der analytischen Technik selbst, die uns allen eine gewisse Belastung auferlegen muss – insbesondere in solchen Augenblicken, in denen wir einem Patienten nicht helfen können, der ganz offenkundig verzweifelt ist. Denn wenn meine bisherige Argumentation richtig ist, dann haben wir alle ein Bedürfnis, unsere elterlichen und Wiedergutmachungstriebe zu befriedigen, um dem Todestrieb entgegenzuwirken; aber viel stärker als ein wirklicher Vater, eine wirkliche Mutter, ein Pädagoge oder jeder Vertreter anderer Therapieformen sind wir in unseren Möglichkeiten, zu dieser Befriedigung zu gelangen, beschränkt. Wir sind darauf beschränkt, Deutungen zu geben;[6] und unsere Fähigkeit, sie zu geben, ist auf unser kontinuierliches Verstehen des Patienten angewiesen. Wenn dieses Verstehen versagt, und von Zeit zu Zeit muss es einfach versagen, können wir auf keine alternative Therapie zurückgreifen. So ent-

6 Das Ausmaß, in dem wir tatsächlich auf reine Deutungsarbeit beschränkt sind, hängt bis zu einem gewissen Grad von unserer Ausbildung, unserer »Schule«, ab. Wir stimmen alle darin überein, dass unsere Hauptfunktion darin besteht, Deutungen zu geben. Niemand leugnet, dass wir außerdem einen bestimmten Rahmen festlegen, innerhalb dessen wir deuten: durch die Couch sorgen wir für körperliche Behaglichkeit; und in unserem Verhalten pflegen wir eine bestimmte Höflichkeit, die – den Bedürfnissen der verschiedenen Patienten entsprechend – geringfügig variiert, so, wenn manche Patienten uns vor und nach jeder Behandlungsstunde die Hand geben wollen, andere wiederum nicht usw. Darüber aber, ob der Rahmen, einmal festgelegt, bewusst manipuliert werden sollte, gehen die Meinungen auseinander. So hat Winnicott, wenn ich ihn richtig verstehe, behauptet, dass manche psychotische Patienten nur zu einem idealen Objekt, das sie niemals besessen haben, eine Beziehung aufnehmen können und dass der Analytiker unter Umständen diese Rolle spielen muss, bevor die eigentliche Analyse beginnen kann; mit anderen Worten, dass es nicht allein genügt, die Bemühungen des Patienten, ihm diese Rolle aufzuzwingen, zu deuten.

steht eine der Psychoanalyse eigentümliche Situation, in der mangelndes Verstehen vermutlich bewusste oder unbewusste Angst hervorrufen und diese Angst wiederum das Verstehen noch weiter mindern wird. Ich halte es für wahrscheinlich, dass sich jede Abweichung vom normalen Gegenübertragungsgefühl auf den Anfangspunkt einer derartig heimtückischen Spirale zurückführen lässt.

Ist der Analytiker tatsächlich verstört, so ist es durchaus auch möglich, dass der Patient unbewusst zu diesem Ergebnis beigetragen hat, das nun wiederum ihn selbst verstört. Wir müssen also drei Faktoren in Betracht ziehen: erstens, die emotionale Störung des Analytikers, denn unter Umständen muss er still für sich allein damit umgehen, bevor er sich weit genug lösen kann, um die anderen beiden Faktoren zu verstehen; sodann den Anteil, den der Patient zu ihrer Entstehung beigetragen hat; und schließlich die Wirkung, die sie auf ihn ausübt. Alle drei Faktoren können selbstverständlich sekundenschnell voneinander unterschieden werden, und in diesem Fall ist die Gegenübertragung in der Tat ein sensibler Empfangsapparat. Zu Beginn jedoch werde ich die erste Phase so erörtern, als ob sie einen langwierigen Prozess darstellt – was mitunter auch tatsächlich der Fall ist.

Die Rolle des Über-Ichs des Analytikers

Das Ausmaß, in dem ein Analytiker durch Phasen des Nicht-Verstehens emotional gestört ist, hängt in erster Linie wahrscheinlich von einem weiteren Faktor ab: der Strenge seines eigenen Über-Ichs. Denn die Analyse ist auch eine Form von Arbeit, die diese innere Gestalt uns abverlangt – und die ein anspruchsvoller Patient im übrigen bisweilen zu repräsentieren vermag. Wenn unser Über-Ich vorwiegend freundlich und hilfsbereit ist, können wir unsere eigenen Grenzen ohne übertriebenen Kummer akzeptieren und – wenn wir keine Störung erleiden – den Kontakt zum Patienten vermutlich bald wiederherstellen. Ist es jedoch streng, werden wir uns unter Umständen eines Gefühls, versagt zu haben, bewusst, in dem ein unbewusstes persekutorisches oder depressives Schuldgefühl zum Ausdruck kommt. Oder aber wir lasten die Schuld dem Patienten an, um solche Gefühle abzuwehren.

Von der Entscheidung für die eine oder andere dieser Alternativen hängt meiner Meinung nach noch etwas anderes ab. Denn wenn die Wechselwirkung zwischen Introjektion und Projektion, die den analytischen Prozess charakterisiert, zusammenbricht, neigt der Analytiker unter Umständen dazu, sich ganz auf die eine oder andere dieser zwei Positionen zu stürzen; und die Art, wie er mit seinen Schuldgefühlen umgeht, wird die Position bestimmen, an der er festhält. Wenn er seine Schuldgefühle anerkennt, wird er sich wahrscheinlich auf einen introjizierten Patienten fixieren. Projiziert er die Schuldgefühle, dann bleibt der Patient eine unbegreifliche Gestalt in der Außenwelt.

Beispiele für prolongierte Introjektion und Projektion

Ein Beispiel für die erste Möglichkeit, also den Introjektionsvorgang, ist zu beobachten, wenn der Analytiker sich sowohl bezüglich seiner selbst als auch in bezug auf den Patienten wegen einer schlechten Stunde übertriebene Sorgen macht. Unter Umständen hat er das Gefühl, es wieder mit seinen eigenen alten Schwierigkeiten zu tun zu haben, und auch die Probleme seines Patienten mag er als beinahe körperliche Belastung empfinden. Nur wenn er beide voneinander trennt, kann er erkennen, was er übersehen hat, und den Patienten wieder aus sich herausbringen.

Häufig hat er das Gefühl, dass ihm gegen Ende einer Stunde oder einer Woche etwas entgangen ist, und dann liegt die beim Patienten vermutete Enttäuschung ganz und gar in ihm selbst. Dies mag wie eine Selbstbestrafung für eine unbewusste Absicht aussehen, den Patienten zu verletzen. Wir dürfen uns aber fragen, ob der Patient zu dem Kummer des Analytikers nicht auch beigetragen hat – ob er nicht sich selbst in den Analytiker hineinprojiziert, indem er den Analytiker mit einem ihn betreffenden ungelösten Problem zurücklässt, um ihn sowohl für die drohende Trennung zu bestrafen als auch, um ihr aus dem Weg zu gehen.

Mit anderen Worten: Es gibt vielleicht eine Symbiose zwischen der Neigung des Analytikers, die Introjektion eines Patienten zu prolongieren, den er nicht verstehen oder dem er nicht helfen kann, und der Neigung des Patienten, Teile seiner selbst auf die von Melanie Klein beschriebene Art und Weise in den Analytiker, der ihm nicht hilft, hineinzuprojizieren. (Dies kann besonders verstörend sein,wenn der Patient vorrangig darauf aus ist, sich seiner eigenen Destruktivität zu entledigen.)

In solchen Fällen ist die eigentliche Ursache dafür, dass der Analytiker den Patienten nur sehr langsam versteht und reprojiziert, unter Umständen die, dass der Patient nun für etwas steht, das der Analytiker noch nicht gelernt hat, in sich selbst schnell zu verstehen. Gelingt ihm dies weiterhin nicht und kann er das Gefühl nicht ertragen, in seinem Innern mit dem Patienten als einer irreparablen oder verfolgenden Gestalt belastet zu sein, wird er vermutlich von einer defensiven Reprojektionsweise Gebrauch machen, die den Patienten ausschließt und dem Verstehen einen weiteren Riegel vorschiebt.

Ist dies der Fall, entsteht unter Umständen eine neue Komplikation, wenn der Analytiker, indem er den Patienten projiziert, gleichzeitig auch Aspekte seiner selbst projiziert. Dann wird er Gelegenheit haben, in sich selbst die Funktionsweise jener Mechanismen der projektiven Identifizierung zu erforschen, die – unter dem Einfluss von Melanie Klein (1946) – Rosenfeld ([1952] 1981) und andere bei schizophrenen Patienten so erfolgreich untersucht haben. Und dies muss uns gar nicht überraschen, denn die Entdeckung pathologischer Mechanismen bei Geisteskrankheiten hat für gewöhnlich zur Folge, dass man sie – in weniger augenfälliger Form – auch bei normalen Menschen wiederfindet. Ein »Zeitlupen«-Beispiel für die Art von Prozess, an die ich denke, kann man bei einer anderen, recht gewöhnlichen Wochenenderfahrung beobachten. Nachdem er seine Arbeitswoche hinter sich gebracht hat, beschäftigt der Analytiker sich unter Umständen noch kurze Zeit mit ungelösten Problemen seiner Patienten. Dann vergisst er sie; aber auf die Phase der bewussten Beschäftigung folgt eine Phase der Lustlosigkeit, in der er sich seinen persönlichen Interessen, denen er in seiner Freizeit normalerweise nachgeht, nicht widmen kann. Das liegt meines Erachtens daran, dass er in seiner Phantasie zusammen mit seinen Patienten Teile seiner selbst projiziert hat und nun gewissermaßen darauf warten muss, dass diese zu ihm zurückkehren.

Stellt dieser partielle Selbstverlust sich innerhalb einer Behandlungsstunde ein, wird er häufig als Verlust der intellektuellen Fähigkeit erlebt; der Analytiker hat das Gefühl, dumm zu sein. Der Patient mag durchaus seinen Anteil dazu beigetragen haben. Vielleicht hat er, frustriert über das Ausbleiben einer augenblicklichen Deutung, den unbewussten Wunsch gehabt, seinen Analytiker zu kastrieren, und dazu beigetragen, dass dieser sich tatsächlich kastriert fühlt, indem er ihn wie einen Kastrierten behandelt hat.[7]

Ein kompliziertes Beispiel aus meiner eigenen Erfahrung scheint mir die simultane Funktionsweise all dieser Prozesse zu illustrieren. Denn während das Hauptthema meine Projektion eines Patienten war, der seine Krankheit in mich hineinprojizieren wollte, hatte ich auch das Gefühl, durch ihn meiner Verstandeskräfte beraubt zuwerden.

Ein neurotischer Patient mit stark ausgeprägten paranoiden und schizoiden Mechanismen kam in beträchtlicher Angst zu seiner Stunde, weil er im Büro nicht in der Lage gewesen war, zu arbeiten. Unterwegs hatte er das Gefühl, nicht ganz bei der Sache zu sein, so als könnte er sich verirren oder überfahren werden; er verabscheute sich selbst, weil er meinte, er sei zu nichts zu gebrauchen. Da mir eine ähnliche Situation einfiel, in der er sich während eines Wochenendes depersonalisiert gefühlt und geträumt hatte, er hätte sein »Radar«gerät in einem Laden liegengelassen und könne es vor Montag nicht zurückbekommen, dachte ich, dass er in seiner Phantasie Teile seines »guten Selbst« in mir zurückgelassen hatte. Ich war mir dieser Deutung oder anderer Deutungen, die ich ihm nun gab, jedoch nicht sicher. Er seinerseits begann bald, sie alle mit wachsender Verärgerung zurückzuweisen; gleichzeitig schimpfte er, ich würde ihm nicht helfen. Gegen Ende der Stunde war er nicht mehr depersonalisiert, sondern vielmehr

7 Ist dies der Fall, wird der Patient ihn in dieser Verfassung vermutlich auch introjizieren und dann ein noch verzweifelteres Bedürfnis nach äußerer Hilfe empfinden als je zuvor. In solchen Augenblicken wird dem Analytiker vielleicht auf unangenehme Weise bewusst, dass der Patient immer dringender nach etwas verlangt, was er immer weniger zu geben in der Lage ist – eine gute Deutung auf der bewussten Ebene, auf der unbewussten eine Brust oder einen Penis, die bzw. den nun keiner von ihnen zu besitzen glaubt.

sehr wütend und voller Geringschätzung. Nun fühlte ich mich nutzlos und verwirrt.

Als ich schließlich erkannte, wie sehr mein Zustand am Ende der Stunde demjenigen ähnelte, den er selbst zu Beginn beschrieben hatte, fühlte ich mich beinahe so erleichtert, als hätte ich den Patienten reprojiziert. Inzwischen war die Stunde vorüber. Zu Beginn der folgenden Sitzung aber war er in derselben Stimmung – immer noch sehr wütend und voller Geringschätzung. Ich sagte zu ihm, meiner Ansicht nach habe er das Gefühl, mich auf den zu nichts zu gebrauchenden, geistesabwesenden Zustand reduziert zu haben, indem er selbst sich befunden hatte; und er glaube, dies geschafft zu haben, indem er mich mit seinen Fragen, deren Beantwortung er auf die gleiche Weise zurückgewiesen hatte, wie sein eigener Vater es zu tun pflegte, »auf die Matte« gelegt hätte. Seine Reaktion war bemerkenswert. Zum ersten Mal innerhalb von zwei Tagen wurde er ruhig und nachdenklich. Dann sagte er, das erkläre, weshalb er gestern so wütend über mich gewesen sei; er hätte das Gefühl gehabt, alle meine Deutungen bezögen sich auf meine Krankheit und nicht auf seine.

Meines Erachtens können wir hier, wie in einer Zeitlupen-Einstellung, mehrere verschiedenartige Prozesse beobachten, die in einer idealen oder »normalen« Analysephase für gewöhnlich außerordentlich schnell ablaufen. Meiner Ansicht nach begann ich damit, meinen Patienten sozusagen in mich hineinzunehmen, mich introjektiv mit ihm zu identifizieren, sobald er sich hinlegte und über seine große Verzweiflung sprach. Aber ich vermochte es nicht sofort als eine Entsprechung von etwas zu erkennen, das ich in mir selbst bereits verstanden hatte; aus diesem Grund konnte ich es im Erklärungsprozess nur langsam aus mir herausbringen, um ihn auf diese Weise zu entlasten. Er seinerseits war enttäuscht, weil er keine wirkungsvollen Deutungen erhielt, und reagierte, indem er sein Gefühl geistigen Unvermögens in mich hineinprojizierte und sich gleichzeitig so verhielt, als ob er mir das genommen hätte, was er glaubte, verloren zu haben – nämlich den scharfen, aber aggressiven Intellekt seines Vaters, der ihm nun dazu diente, sein eigenes impotentes Selbst in mir anzugreifen. Nun war es natürlich zwecklos, den Faden da wiederaufzunehmen, wo ich ihn ursprünglich verloren hatte. Es war eine neue Situation entstanden, die sich auf uns beide ausgewirkt hatte. Bevor ich deuten konnte, welchen Anteil mein Patient an ihrem Zustandekommen hatte, musste ich ein Stück stiller Selbstanalyse leisten, um die zwei Dinge voneinander zu unterscheiden, die sich sehr ähnlich anfühlen können: mein eigenes Gefühl der Inkompetenz, weil ich den Faden verloren hatte, und die Verachtung, die mein Patient für sein impotentes Selbst hegte, das er nun in mir glaubte. Nachdem ich mir selbst diese Deutung gegeben hatte, war ich endlich in der Lage, meinem Patienten die zweite Hälfte zu vermitteln. Indem ich dies tat, stellte ich die normale analytische Situation wieder her.

Laut Bion[8] bildet die Fähigkeit, diese Art von Unterscheidung zutreffen – und zwar wesentlich schneller als in meinem Beispiel –, einen wichtigen Teil der Fähigkeit, die eigene Gegenübertragung im Interesse der Analyse zu nutzen.

Positive und negative Gegenübertragung

Wenden wir uns nun der Gegenübertragung im engeren Sinn als Übermaß an positiven oder negativen Gefühlen zu, so ist auch sie häufig ein indirektes Ergebnis der Frustrationen, die durch das Nicht-Verstehen eines verzweifelten Patienten und die Unmöglichkeit, wirksame Deutungen zu geben, zustande kommen. Denn der Analytiker, dessen Wiedergutmachungsimpuls seiner im analytischen Sinn normalen Betätigungsmöglichkeit beraubt ist, neigt vielleicht unbewusst dazu, statt dessen entweder

8 Bion (1955): »Wie es einem Patienten genau gelingt, seinen Analytiker eine Phantasie und den ihr entsprechenden Affekt aufzuzwingen, um sie in sich selbst zu verleugnen, ist ein höchst interessantes Problem. Ich glaube nicht, dass wir hier irgendeine extrasensorische Mitteilungsform annehmen müssen; aber die Mitteilung kann präverbaler und archaischer Natur sein – vergleichbar vielleicht derjenigen von Herdentieren: die Körperhaltung oder der Ruf eines einzelnen Mitglieds ruft den entsprechenden Affekt bei allen übrigen Tieren hervor. In der analytischen Situation haben Mitteilungen dieser Art die Eigenschaft, auf den ersten Blick überhaupt nicht als etwas vom Patienten Geschaffenes zu erscheinen. Der Analytiker erlebt den Affekt als seine eigene Reaktion auf etwas. Hier ist es erforderlich, den Beitrag des Patienten vom eigenen zu unterscheiden.«

irgendeine Form der Liebe anzubieten oder aber dem Patienten gegenüber feindselig zu werden. Unterdessen fördert der Patient diesen Prozess womöglich, indem er versucht, den einen oder anderen dieser Affekte in seinem Analytiker hervorzurufen, der um so eher *auf* die Stimmung seines Patienten reagieren wird, gerade weil er seine Empathie *mit* ihr verloren hat. Nun, wie skrupulös auch immer wir übertrieben positive oder negative Gefühle dieser Art unterdrücken mögen – unbewusst wird der Patient sie doch wahrnehmen. Dann entsteht eine neue Situation, in der gegebenenfalls seine Reaktion auf unsere Stimmung selbst gedeutet werden muss.

Wenn die Gegenübertragung beispielsweise zu positiv ist, wird der Patient auf unsere verstärkte emotionale Anteilnahme unter Umständen mit der Klage reagieren, wir verfügten über gar keine emotionale Anteilnahme. Wir widersprechen ihm nicht, wie er es vielleicht wünscht. Aber es mag angemessen sein, ihm zu sagen, dass er glaubt, wir fühlten uns von ihm angezogen, und dass er diesen Eindruck verleugnen muss, um der Verantwortung für eine Verführung aus dem Weg zu gehen. Denn womöglich ist hier ein wichtiges frühes Muster im Spiel. Als Kind hat er vielleicht unbewusst wahrgenommen, dass seine Liebkosungen ein Elternteil, zum Beispiel die Mutter, verlegen machten, weil sie Angst hatte, durch sie erregt zu werden; und das Gefühl, brüsk zurückgewiesen zu werden, schwelte vielleicht sein ganzes Leben lang unter der Oberfläche, weil es benötigt wurde, um seinen Schuldgefühlen entgegenzuwirken, die er empfand, weil er die Mutter zu verführen versucht hatte. Ist dies der Fall, dann kann die Deutung der Wiederholung dieses Musters in der Übertragung den Patienten befähigen, nicht allein die Haltung seines Analytikers ihm gegenüber, sondern auch die seiner wirklichen Eltern neu zu beurteilen.

Bleiben dieses Muster und seine Auswirkungen jedoch unbeachtet, dann kann das unbewusste Liebesangebot anstelle wirksamer Deutungen die Analyse auf mancherlei Weise stören. Der Analytiker kann dadurch beispielsweise – in seinem eigenen Denken direkt und indirekt in dem seines Patienten – die Spaltung zwischen sich selbst als einem guten Elternteil und den wirklichen als bösen Eltern fördern. So kann der Patient sich seiner Schuldgefühle ihnen gegenüber eventuell niemals bewusst werden – und diese Schuldgefühle sind paradoxerweise wahrscheinlich intensiver, wenn die Eltern wirklich böse waren; denn sie stehen in einem direkten

Verhältnis zu seiner eigenen Ambivalenz. Werden diese Schuldgefühle in der Analyse nicht aufgedeckt, kann der Patient jene frühe, von Melanie Klein als depressive Position beschriebene Phase nicht durcharbeiten, in welcher der Konflikt zwischen seinem Hass und seiner Liebe dem heranwachsenden Säugling langsam bewusst wird und ihn unglücklich macht.

Die negativen Haltungen einem Patienten gegenüber, die ebenfalls Ergebnis einer vorübergehenden Unfähigkeit sein können, ihn zu verstehen, scheinen sich insbesondere dann zu entwickeln, wenn der Patient verfolgend erlebt wird, weil man ihn für unheilbar hält. Dann besteht, wie zuvor, die dreifache Aufgabe des Analytikers darin, sich seinen eigenen Abwehrmechanismus bewusst zu machen, sich bewusst zu machen, welchen Anteil der Patient an seinem Zustandekommen hat, und schließlich, wie er sich auf ihn auswirkt.

Um den letzten Punkt zuerst aufzugreifen: Bei einem solch paranoiden Patienten wie demjenigen, den ich oben bereits erwähnte, der mich jahrelang hasste und keine erkennbaren Fortschritte zu machen schien, kann es leicht passieren, dass er für die eigenen bösen und verfolgenden Objekte zu stehen kommt, die man gerne loswerden möchte. Derartige Gefühle verraten sich durch den Seufzer der Erleichterung nach der letzten Stunde in der Woche oder vor Ferien. Dem ersten Impuls folgend, möchte man diese Gefühle vielleicht unterdrücken; aber wenn man sich nicht gestattet, sich ihrer bewusst zu werden, verkennt man unter Umständen den Einfluss, den sie auf das Unbewusste des Patienten haben. Ich merkte beispielsweise, dass die Gelegenheiten, bei denen dieser Patient mich heftiger als gewöhnlich zurückwies, nicht etwa solchen Augenblicken vorangingen, in denen ich wirklich froh gewesen wäre, ihn nicht mehr zu sehen, sondern auf sie folgten. Und dann hatte meine Deutung, er selbst fühle sich zurückgestoßen, eher Erfolg.

Mir fiel ebenfalls deutlicher auf, dass die Momente, in denen ich mir bewusst war, ihn nicht zu mögen, auf solche Augenblicke folgten, in denen ich die Hoffnung verloren hatte, ihm helfen zu können. Ich begann mich zu fragen, ob er nicht seinerseits versuchte, mir diese Hoffnung zu rauben, und welche Motive er in diesem Fall haben könnte. Es schien mehrere zu geben; am wichtigsten war vielleicht die Tatsache, dass das Gesundwerden in seiner Phantasie mit dem Verzicht auf seine eigene, uneingestandene homosexuelle Komponente gleichgesetzt wurde. Unbewusst verlangte es ihn danach, mir zu beweisen, dass dies nicht zu schaffen sei. Währenddessen griff er mich auf der bewussten Ebene an, weil ich ihn nicht heilte, das heißt, weil ich diesen Impuls nicht beseitigte; und unbewusst, weil ich ihn nicht für ihn befriedigte.

Schlussfolgerung

Konnten meine bisherigen Ausführungen dieses außerordentlich komplizierte Thema auch nicht im mindesten erschöpfend behandeln, so eröffnen sie doch zumindest die Möglichkeit, die zu Anfang gestellten Fragen annähernd zu beantworten: Was ist normale Gegenübertragung? Wie und unter welchen Bedingungen ist sie gestört? Und wie können Störungen korrigiert und in diesem Prozess vielleicht genutzt werden, um eine Analyse voranzubringen?

Das Motiv des Analytikers ist eine Mischung aus Neugierde, elterlichen Impulsen und Wiedergutmachungstrieben. Seine Ausrüstung besteht aus seinem theoretischen Wissen über das Unbewusste und aus der in seiner eigenen Analyse gewonnenen persönlichen Kenntnis seiner Manifestationen. Hier aber beschäftigen wir uns mit dem Gebrauch, den er von letzterer macht; das heißt mit seiner Einsicht, denn diese besteht aus seiner Fähigkeit, durch eine partielle Identifizierung mit seinem Patienten sich seine Vertrautheit mit seinem eigenen Unbewussten zunutze zu machen, um das Verhalten des Patienten zu deuten. Bei gutem Verlauf scheint diese Identifizierung zwischen ihrer introjektiven und ihrer projektiven Form zu oszillieren. Über die Assoziationen, die er hört, und die Körperhaltungen, die er beobachtet, nimmt der Analytiker die seelische Verfassung des Patienten sozusagen in sich auf, erkennt sie als Ausdruck von Mustern seiner eigenen, unbewussten Phantasiewelt wieder und reprojiziert den Patienten, indem er seine Deutung formuliert. In dieser Phase kommt es vielleicht zu jenem Gefühl, den Patienten von innen heraus in hilfreicher Weise zu verstehen, das sowohl seine Neugierde als auch seine Wiedergutmachungsimpulse befriedigt. Zu einem gewissen Grad ist sein Interesse auch ein elterliches; denn für einen Vater oder eine Mutter ist das Kind das eigene frühe Selbst, und genau mit diesem Kind im Patienten ist der Analytiker vor allem beschäftigt. Sein Gefühl, Kontakt zu ihm zu haben, seine Empathie, gehört zu seinem »normalen« Gegenübertragungsgefühl.

Lebendig erhalten wird dieser Prozess – in der introjektiven Phase – durch die wiederholten Akte des (Wieder-)Erkennens, in denen dem Analytiker dieses oder jenes emotionale Muster, das er in sich aufgenommen hat, als Ausdruck dieser oder jener Phantasie seines eigenen Unbewussten bewusst wird. Und diese Beziehung erleidet dann einen Bruch, wenn das (Wieder-)Erkennen nicht zustande kommt.

Die Ursache dafür mag etwas sein, das der Analytiker in sich selbst immer noch fürchtet, weil er es noch nicht ganz verstanden hat, und dem der Patient zu nahe gekommen ist. Das Ergebnis aber muss nicht mehr als eine retardierende Bewegung im analytischen Prozess sein, die uns in die Lage versetzt, die einzelnen Phasen umso besser zu verstehen. Das passiert insbesondere dann, wenn gerade die erste oder introjektive Phase verlangsamt ist. In diesem Fall empfindet der Analytiker den Patienten und ebenso Teile seines eigenen unreifen Selbst als eine Last. Er benötigt mehr Zeit für etwas, was ihm sonst im Nu gelingt: sich seiner eigenen Phantasien bewusst zu werden, ihre Quelle zu erkennen, die Phantasien des Patienten von seinen eigenen zu trennen und ihn auf diese Weise wieder zu objektivieren.

Der Analytiker hat sich unter Umständen jedoch mit zwei weiteren Faktoren auseinanderzusetzen, die viel weniger offenkundig sind, wenn der Prozess schnell verläuft. Diese beiden Faktoren sind der Beitrag des Patienten – insbesondere sein Gebrauch der projektiven Identifizierung – zu der Gefühlsstörung des Analytikers und die Wirkung, die diese wiederum auf den Patienten ausüben können.

Es mag jedoch sein, dass es dem Analytiker nicht gelingt, all dies in seinem Innern auseinanderzuhalten, bevor er den Patienten als etwas nicht Verstandenes oder Fremdes in die äußere Welt reprojiziert. Weil seine Wiedergutmachungsimpulse dann kein Ventil in Gestalt wirksamer Deutungen finden, mag er versucht sein, auf irgendeine Form von Beruhigung zurückzugreifen. Oder wenn er den Glauben an seine Wiedergutmachungskräfte verliert, schützt er sich vielleicht vor einer Depression, indem er auf seinen Patienten zornig wird. In jedem Fall fehlt ihm vorübergehend seine Intuition, so dass er sich bei allen Deutungen, die er gibt, nur noch auf sein theoretisches Wissen stützen kann, das, für sich genommen, wahrscheinlich nur ein steriler Ersatz für eine fruchtbare Verbindung von theoretischen Kenntnissen und Intuition darstellen kann.

Wären wir Analytiker allwissend, dann wäre die einzige Gegenübertragung, die wir erlebten, das Verweilen in jenen intuitiven Phasen, in denen alles zufriedenstellend verläuft. Tatsächlich aber beanspruchen die weniger befriedigenden Zustände, die ich zu beschreiben versucht habe, die mit einer gewissen Gefühlsstörung unsererseits zu tun haben, wahrscheinlich mehr analytische Zeit, als wir zu erinnern oder zuzugestehen bereit sind. Dennoch kann der Analytiker meines Erachtens gerade in diesen Zuständen durch stille Analyse seiner eigenen Reaktionen seine Einsicht erweitern, seine Schwierigkeiten abbauen und Neues über seinen Patienten lernen.

Literatur

Bion, W. R. (1955): Language and the schizophrenic. In: M. Klein, P. Heimann und R. E. Money-Kyrle (Hg.), New directions in psycho-analysis. London: Tavistock Publications, 220–239 (erw. Ausg. 1977 sowie London. H. Karnac Books 1985).

Freud, S. (1921c): Massenpsychologie und Ich-Analyse. GW., Bd. 13,71–161.

Heimann, P. (1950): On counter-transference. International Journal of Psycho-Analysis, 31, 81–84 (dt.: Bemerkungen zur Gegenübertragung. Übers. v. Käte Hügel. Psyche 18 (1964), 483–493).

Heimann, P. (1954): Problems of the training analysis. International Journal of Psycho-Analysis, 35, 163–168.

Klein, M. (1946): Bemerkungen über einige schizoide Mechanismen. GSK III.

Little, M. (1951): Counter-transference and the patient's response to it. International Journal of Psycho-Analysis, 32, 32–40.

Reich, A. (1951): On counter-transference. International Journal of Psycho-Analysis, 32, 25–31.

Rosenfeld, H. (1952): Transference phenomena and transference analysis inan acute catatonic schizophrenic patient. International Journal of PsychoAnalysis, 33, 457–464. Auch in: ders., Psychotic states. London: HogarthPress (1965), 104–116 (dt.: Übertragungsphänomene bei einem Fall von akuter katatoner Schizophrenie. In: ders., Zur Psychoanalyse psychotischer Zustände. Übers. v. Ch. Kahleyß-Neumann. Frankfurt a. M. Suhrkamp 1981, 120–134).

Einführung zu Kapitel 2

Money-Kyrles Arbeit über den Prozess des psychoanalytischen Schlussfolgerns kann als Weiterführung seiner zwei Jahre zuvor erschienen Arbeit über die Gegenübertragung gelesen werden. Er hatte seine diesbezüglichen Überlegungen erstmals auf dem 20. Internationalen Psychoanalytischen Kongress 1957 in Paris vorgestellt und dabei, wie er im Vorwort erklärt, während des Vortrages Angst verspürt, weil ihm manches daran völlig neu erschien und er nicht wusste, ob es wertlos war. Der Aufsatz wurde 1958 im *International Journal of Psychoanalysis* abgedruckt.

Der Zweifel Money-Kyrles nimmt einen zentralen Gedanken aus dem Vortrag selbst auf, dass nämlich die Fähigkeit, Unsicherheit zu ertragen, die Voraussetzung für neue Erkenntnis sei. Auch hier scheint Money-Kyrle entsprechende spätere Überlegungen Bions (1967, 1970), der Analytiker solle Erinnerung und Begehren suspendieren, teilweise vorwegzunehmen. In gewisser Weise kann sein kurzer Beitrag daher als Versuch zur Grundlegung einer psychoanalytischen Epistemologie gelesen werden.

Wie gelangt der Psychoanalytiker im Verlauf des analytischen Prozesses zu seinen Erkenntnissen? Wodurch sind diese legitimiert? Und was sind der Gegenstand und die Reichweite der psychoanalytischen Aussagen? Wie können sie überprüft werden?

Im Gegensatz zum Falsifikationsmodel der Naturwissenschaften führt Money-Kyrle die anthropomorphe Logik der Psychoanalyse und der Sozialwissenschaften an, die sich dort bewährt, wo Handlungen auf *Motiven* statt auf probabilistischen Vorhersagen beruhen. Nach Bedeutungen und Motiven zu fragen, ist aber etwas anderes als kausale Erklärungen zu geben, die auf hinreichenden und notwendigen Antezedenzbedingungen gründen. Motive werden aber zunächst einmal ›vermutet‹, indem wir anderen unsere eigenen Motive unterschieben.

Anthropomorphes Schlussfolgern (›*anthropomorphic reasoning*‹) betrifft durch die ganze Kulturgeschichte hindurch weite Teile unseres Lebens. Doch wie kann ein solches Vorgehen ›wissenschaftlich‹ sein? Es ist dann wissenschaftlich, so Money-Kyrle, wenn es Objekte betrifft, die uns ähnlich sind, wenn es durch einen konsistenten Erfahrungsschatz gestützt wird und wir in der Lage sind, unsere Intuition durch kritisches Nachdenken zu überprüfen. Dies setzt zugleich voraus, dass der psychische Apparat, der die Schlussfolgerung hervorbringt, hinreichend ›normal‹ funktioniert. Eine paranoische Intuition etwa ist zwar ›evidenzbasiert‹, verzerrt aber die Wirklichkeit, auf die sie sich bezieht.

Dies ist der Einstieg in Money-Kyrles weitere Argumentation. Die psychoanalytische Methode lässt sich in diesem Sinne als eine Arbeitsweise beschreiben, die die zugrundeliegenden anthropomorphen Schlussfolgerungen, wie in einer Spiralbewegung, immer wieder neu befragt, kritisch überprüft und kenntlich macht. Dies gilt für die Übertragung des Patienten ebenso wie für die Gegenübertragung des Analytikers. Denn alle unsere Mutmaßungen über das, was in einem anderen Menschen vorgeht, beruhen ursprünglich auf Projektionen. Nur wenn wir diese erfassen und mit der Wirklichkeit vergleichen, d.h. bereit sind, sie wieder zurückzuziehen, können neue Erkenntnisse entstehen.

Money-Kyrle beschreibt, wie unsere Welt zunächst durch Projektionen bevölkert wird und wie sich innere und äußere Wirklichkeit durch projektive und introjektive Prozesse allmählich voneinander differenzieren. Zu den vertrauten Mustern von Projektionen zählen etwa die Erschaffung von ›Freunden‹, ›Feinden‹ und ›notwendigen Ergänzungen‹ (*›necessary adjuncts‹*) – ein Begriff, den Money-Kyrle in dieser Arbeit zum ersten Mal einführt. Die psychoanalytische Technik versteht er als eine Methode der kontrollierten Intuition, durch die unsere lebensweltlichen Annahmen – gewissermaßen das Set unserer projizierten Erwartungen – durch Deutungen und das Erfassen der Reaktionen der Patienten fortlaufend überprüft werden.

Genau hierzu gehört auf Seiten des Analytikers die Fähigkeit, Unsicherheit auszuhalten und nicht durch vermeintliches, vorschnelles Wissen zu ersetzen. Gerade letzteres sei eine häufige Quelle von Irrtum. So wie sich das Kind aus dem ursprünglichen Chaos seiner Gefühle und Empfindungen ein Modell der Welt bildet, so müsse sich auch der Analytiker aus seinen Gefühlen, Gedanken und Empfindungen ein Modell der inneren

Welt des Patienten bilden. Diese entstehenden Modelle dürften nicht mit ›Wissen‹ gleichgesetzt werden. Denn das Streben nach ›Wissen‹ gehe allzu oft mit der Angst einher, mit dem Unwissen wieder in ein verfolgendes Chaos zurückzufallen.

Die Bereitschaft des Analytikers, sowohl die Angst vor dem Nichtwissen als auch die Angst vor der Wahrheit auszuhalten, bildet eine Grundvoraussetzung, um vorübergehende Zustände von Unsicherheit und Verwirrung zu tolerieren. Wenn Money-Kyrle in diesem Zusammenhang von einer ›*Zeit des Wartens*‹ spricht, kann er sich auf Herbert Rosenfelds (1950) Analyse von Verwirrtheitszuständen und Melanie Kleins (1946) Untersuchung schizoider Mechanismen sowie ihre im gleichen Jahr erschienene Arbeit »Neid und Dankbarkeit« (Klein 1957) beziehen.

Gerade Patienten, die auf schizoide Mechanismen angewiesen sind, können im Analytiker Ängste vor Chaos und Verwirrung auslösen, aus denen auch seine eigene frühkindliche Welt bestand. Und genau dies kann zu dem kritischen Punkt führen, dass der Analytiker seine Theorie in einer dogmatischen Weise benützt, um sich durch seine Deutungen vor diesen Ängsten zu schützen.

Das abschließende klinische Beispiel beschreibt eine spezifische Angst mancher Patienten, die aus genau dieser Situation hervorgeht: die Angst, zum Opfer einer vom Analytiker ausgehenden projektiven Identifizierung zu werden, die so intensiv gegen sie eingesetzt wird, dass sie der Möglichkeit beraubt sind, sich durch Projektion zu schützen. Sie fürchten, dadurch von Verwirrung, Scheitern, Wertlosigkeit und Krankheit überwältigt zu werden. Money-Kyrles behandlungstechnischer Vorschlag, diese Angst müsse in solchen Fällen zuerst analysiert werden, greift in gewisser Weise auf das Konzept der »analytikerzentrierten Deutung« voraus, das John Steiner (1993) mehr als 30 Jahre später entwickelte. Es bezeugt sein Interesse daran, herauszufinden, wie und aus welchen Gründen der Patient den Analytiker in einer bestimmten Weise wahrnimmt.

Heinz Weiß

Literatur

Bion, W. R. (1967): Anmerkungen zu Erinnerung und Wunsch. In: Bott Spillius, E. (Hg.), Melanie Klein Heute. Bd. 2: Anwendungen. Stuttgart (Verlag Internationale Psychoanalyse), 1991, 22–27.

Bion, W. R. (1970): Aufmerksamkeit und Deutung. Frankfurt a. M. (Brandes & Apsel) 2009.

Klein, M. (1946): Bemerkungen über einige schizoide Mechanismen. Ges. Schr., Bd. III, 1–41.

Klein, M. (1957): Neid und Dankbarkeit. Eine Untersuchung unbewusster Quellen. Ges. Schr., Bd. III, 279–367.

Rosenfeld, H. A. (1950): Zur Psychopathologie von Verwirrtheitszuständen bei chronisch Schizophrenen. In: Rosenfeld, H. A. (1965): Zur Psychoanalyse psychotischer Zustände. Frankfurt a. M. (Suhrkamp), 1989, 58–71.

Steiner, J. (1993): Orte des seelischen Rückzugs. Pathologische Organisationen bei psychotischen, neurotischen und Borderline-Patienten. Stuttgart (Klett-Cotta), 1998.

Kapitel 2

Der Prozess des psychoanalytischen Schlussfolgerns[1,2]

Vorbemerkung: Diese Arbeit bereitet mir ein gewisses Kopfzerbrechen. Ich erinnere mich sogar daran, dass ich während meines Vortrags bei dem Kongress in Paris mittendrin ziemlich in Angst geriet!

Ich weiß nicht, ob mir einige der Überlegungen, die ich vorzustellen versuchte – und seither nicht weiterentwickelt habe – Angst machten, weil sie bis jetzt von keinem anderen erwähnt wurden (zum Beispiel die Idee einer »notwendigen Ergänzung« [›*necessary adjunct*‹]) oder ob ich erkannte, dass sie eigentlich keinen Wert hatten.

Nach Ansicht der Methodiker[3] unterscheidet sich eine richtige Wissenschaft von einer Pseudo-Wissenschaft durch die Tatsache, dass sie nicht nur sagen kann, welche Beweise ihre Theorien belegen könnten, sondern auch, welche Beweise zeigen würden, dass sie falsch sind.

Unsere Kritiker argumentieren, dass die Psychoanalyse diesen Test genauso wenig bestehen würde wie die Astrologie. Wir wirken auf sie, als würden wir immer nur weitere Hypothesen aufstellen, wenn es darum geht, negativen Beweisen zu widersprechen. Es sei kein Gegenbeweis, sagen sie, wenn wir die Tatsache, dass ein Patient eine Deutung ablehnt, lediglich als Beweis für seinen ›Widerstand‹ auffassen, oder wenn wir seine Behauptung, auf ihn treffe das Gegenteil zu, mit seiner ›Ambivalenz‹ wegerklären und von gleichzeitig vorhandenen bewussten und unbewussten

1 Int. J. Psycho-Anal. 39, 1958, 129–133.

2 Vortrag vor dem 20. Kongress der Internationalen Psychoanalytischen Vereinigung. Paris, Juli-August 1957.

3 Siehe J. O. Wisdom, der in seiner Arbeit »Psycho-Analytic Technology« (British Journal for the Philosophy of Science 7 (25), 1956, 13–28) die Psychoanalyse als eine Wissenschaft verteidigt.

Regungen sprechen, oder wenn der Analytiker zwar merkt, dass er eigentlich eine andere Deutung hätte geben sollen, die tatsächlich ausgesprochene Deutung aber nicht zurücknimmt, sondern sagt, sie sei ›überdeterminiert‹, also auf einer tieferen Ebene doch zutreffend.[4]

Da nun die Technik der Beweis- oder Gegenbeweisführung in den Naturwissenschaften am weitesten entwickelt ist, könnte es naheliegen, sie als Modell heranzuziehen, falls wir vorhaben, unsere Gegner zu beeindrucken. Wir könnten zum Beispiel zu zeigen versuchen, dass unsere Theorie des Unbewussten uns – ähnlich wie das Atommodell des Naturwissenschaftlers – in die Lage versetzt, ein beobachtbares Verhalten vorherzusagen; sollte es nicht auftreten, wäre unsere Theorie widerlegt, also als nutzlos entlarvt.[5] Aber selbst wenn solche Experimente mehr oder weniger erfolgreich wären, ließe sich meines Erachtens mit ihnen nicht adäquat untermauern, was uns ganz besonders wichtig ist: diese spezielle Form einer anthropomorphen Logik, die nach meiner Überzeugung der gesamten Struktur der Psychoanalyse zugrunde liegt. Zu ihr gibt es in den Naturwissenschaften keine Parallele – höchstens insofern, als Atommodelle immer noch schwache Spuren animistischer Projektionen taktiler Art enthalten. Nachzuweisen, dass in der Psychoanalyse anthropomorphes Denken immer noch zu verlässlichen Ergebnissen führen kann, reicht meines Erachtens nicht. Wir müssen die inhärenten Bedingungen untersuchen, unter denen sie zuverlässig sind oder nicht.

Das Wesentliche jeder anthropomorphen Logik ist, dass wir – ausgehend von unserem Wissen um die Verknüpfung zwischen Motiv und Handlung bei uns selbst – bei anderen davon ausgehen, dass ihrem Handeln ein Motiv zugrunde liegt. Das heißt, wir projizieren ein Motiv in unserer Phantasie in andere hinein.

4 Uns wird auch vorgeworfen, in unserer Behandlungstechnik unwissenschaftlich zu sein: Wir würden Patienten etwas nahelegen, was wir behaupten, bei ihnen entdeckt zu haben, und würden in unseren Fallberichten nur solche Beweise aufführen, die unsere Theorien stützen.

5 Vielleicht ist es besser, von nützlichen oder nutzlosen Theorien oder Modellen zu sprechen und die Begriffe ›wahr‹ oder ›falsch‹ nur auf spezifische oder allgemeine Feststellungen über beobachtbare Phänomene anzuwenden (was auch für psychische Phänomene gilt, die nur von einer Person beobachtet werden können).

Da wir nicht wirklich – auch wenn wir oft glauben, wir könnten es[6] – in die Seele eines anderen Menschen blicken können, lassen sich anthropomorphe Schlussfolgerungen nie unmittelbar von demjenigen überprüfen, der sie vornimmt. Doch beruhen alle unsere sozialen Kontakte auf ihnen; und meines Erachtens lässt sich zeigen, dass es nur drei Bedingungen gibt, unter denen sie zu Recht angezweifelt werden könnten.

Erstens sind sie umso weniger zuverlässig, je weniger ihre Objekte uns ähnlich sind. Wir wenden sie nicht mehr auf die Natur an und folgern nicht mehr bewusst, dass ein Gewitter den Zorn der Götter zum Ausdruck bringt. Wir sind auch bei unseren Haustieren vorsichtiger mit solchen Aussagen geworden. Aber wir halten sie – und müssen das meines Erachtens auch – für zuverlässig, wenn es um Menschen wie uns geht, unter der Voraussetzung, dass keine weiteren Bedingungen für Unzuverlässigkeit vorliegen.

Eine der beiden anderen Bedingungen ist das Fehlen einer hinreichend großen Zahl an Schlussfolgerungen, die unsere Annahme unterstützen und zusammengenommen ein konsistentes und verständliches Muster ergeben.[7] Es dürfte unschwer nachzuweisen sein, dass wir diese Bedingung bei unserer Arbeit umfassend berücksichtigen, wenn wir versuchen, sehr viel Material aufeinander abzustimmen. Insbesondere lässt sich leicht zeigen, dass wir einer Deutung misstrauen, wenn die Schlussfolgerung aus der Reaktion auf diese Deutung nicht die Schlussfolgerungen stützt, von denen

6 Susan Isaacs (»Criteria for Interpretations«, Int. J. Psycho-Anal., 20, 1939, 148–160) bezeichnet unsere Intuition als Wahrnehmung. Da der Begriff Wahrnehmung so etwas wie eine anschauliche Schlussfolgerung bedeutet, weil eine frühere Erfahrung in die Gegenwart projiziert wird, finde ich den Begriff gut gewählt. Er impliziert aber nicht, dass wir tatsächlich in die Psyche eines Anderen blicken können, um eine Deutung zu bestätigen. Nur er kann das, und das auch nur dann, wenn ihm ihr Inhalt bewusst wird. Selbst wenn er verbal zustimmt, ist dies für uns nur eine indirekte Bestätigung. (Man sollte allerdings einräumen, dass bei unserem derzeitigen Wissensstand die Möglichkeit eines direkteren – telepathischen oder übersinnlichen – Kontakts nicht ausgeschlossen werden sollte.)

7 Da wir nicht in die Psyche eines Patienten hineinblicken können, ist die Überprüfung der Konsistenz der einzige Test, den wir haben. Wir wollen, dass es eine Konsistenz unserer Schlussfolgerungen untereinander und mit unserer Theorie gibt. Wenn eine Analyse Fortschritte macht, fügen sie sich mehr und mehr zu einem vollständigen Bild der Persönlichkeit des Patienten zusammen.

wir ursprünglich ausgegangen waren.[8] Anders ausgedrückt: Wir unterziehen unsere Intuition der Kontrolle durch unseren Verstand.

Allerdings wissen wir auch, dass Schlussfolgerungen, zum Beispiel die eines Paranoikers, auf eine höchst intelligente Art und Weise konsistent und systematisch sein können – und gleichzeitig sehr verzerrt. Schlussfolgerungen sind also – und das ist meine dritte Bedingung – unzuverlässig, wenn angenommen werden muss, dass der psychische Apparat desjenigen, der die Schlüsse zieht, in irgendeiner Weise gestört ist.[9]

Festzustellen – und das müssen wir meines Erachtens –, dass derartige Ursachen oft nur durch eine Analyse nachgewiesen werden können, also nur eine Analyse die Gültigkeit der anthropomorphen Schlussfolgerungen infrage stellen kann, auf denen die Analyse selbst aufbaut, könnte wie ein Zirkelschluss wirken. Aber die eigentliche Analogie ist die einer Spirale.

Die gesamte Technik eines Analytikers ließe sich als eine Methode beschreiben, mit der Fehler korrigiert werden, die in der anthropomorphen Logik der Patienten im Rahmen der Übertragung deutlich werden. Und ohne mehr über sich preiszugeben oder auf die Inkonsistenz der Behauptungen hinzuweisen, macht der Analytiker genau das, wenn er die projektiven Mechanismen seiner Patienten analysiert, die die Schlussfolgerungen über seine Person verzerren.

Wenn meine bisherige Argumentation zutrifft, bedeutet dies natürlich, dass alle unsere Vorstellungen über das, was in anderen Menschen vorgeht, auf einer Projektion[10] beruhen und man sich nur dann täuscht, wenn diese zu zwanghaft ist, um durch angemessene Verhaltensbeobachtungen überprüft werden zu können. Indem der Analytiker wie eine leere Lein-

8 J. O. Wisdom unterstreicht diesen Punkt in der bereits erwähnten Arbeit auf Seite 243, n. 2.

9 Da normalerweise Schlussfolgerungen nicht getraut wird, die unter einer der ersten beiden Bedingungen zustande gekommen sind, könnte man vielleicht auch sagen, dass die ersten beiden Bedingungen in der dritten enthalten sind.

10 Darüber ließe sich diskutieren. Aber ich meine, dass es unmöglich ist, sich bei Anderen ein Motiv vorzustellen, das nicht irgendwo in einem selbst lauert, genauso wie es unmöglich ist, sich eine Farbe vorzustellen, die man nie gesehen hat. Ich möchte außerdem betonen, dass ich den Begriff ›Projektion‹ sehr weitgefasst verstehe und nicht auf seine pathologischen Äußerungsformen beschränke.

wand bleibt und dadurch dem Patienten wenig Möglichkeiten lässt, seine Vorstellungen von seiner Person zu überprüfen, kann der Analytiker am ehesten untersuchen, auf welchen Verzerrungen die Projektionen seines Patienten beruhen.

Biologisch könnte die Funktion der Projektion ein Vorläufer des Erkennens sein und darin bestehen, dass wir uns die verschiedenen Tiere oder Personen, mit denen wir es einmal in der Welt zu tun haben werden, vorstellen können. Psychologisch aber scheint sie eine Antwort auf bestimmte Ängste in uns zu sein. Und genau deshalb ist sie tendenziös, sodass wir nur zu gerne glauben, wir hätten etwas erkannt, was wir uns zuvor ausgemalt haben.

Im Sinn einer vorläufigen Klassifikation vertrete ich die Auffassung, dass Projektion dafür sorgt, dass unsere Welt mit dreierlei Objekten bevölkert ist, die sich allerdings nicht wechselseitig ausschließen.

Erstens verschafft sie uns Freunde, in denen wir das Abbild bestimmter bewusster Interessen oder Eigenschaften von uns wiederzuerkennen glauben. In der Phantasie und vielleicht sogar in der Realität repräsentieren diese die Multiplikation bestimmter Aspekte unseres Ichs, und wir erleben sie, als bräuchten wir einander als Gesellschaft und Unterstützung, sowohl gegen depressive als auch gegen Verfolgungsängste.

Diese Gruppe geht in meine zweite Kategorie über, die ich, solange es keine bessere Bezeichnung für sie gibt, eine ›notwendige Ergänzung‹ nennen möchte – Menschen, die wir unbewusst erschaffen, vielleicht auch erkennen, um uns selbst vollständiger zu fühlen. Die bewunderten Eigenschaften, die wir in sie hineinlegen oder auch in ihnen finden, sind solche, über die wir selbst nicht verfügen oder die wir unbewusst glauben, nicht haben zu dürfen.[11]

11 Zum Beispiel könnte eine Frau den Wunsch haben, bei ihrem Mann nicht nur die Organe zu finden, die ihr selbst fehlen, sondern auch etwas von der Aggression, von der sie fälschlicherweise annimmt, sie seien untrennbar mit diesen verbunden – eine Aggression, die sie sich selbst nicht zugesteht und ohne die sie sich schutzlos fühlt. Umgekehrt könnte ein Mann Liebesfähigkeit für etwas Weibliches halten und glauben, seine Ehe vervollständige ihn in dieser Hinsicht. Aber es gibt noch viele andere Formen einer ›notwendigen Ergänzung‹, die in Ehen, Geschäftsbeziehungen und Kooperationen vorkommen könnten sowie in bizarren Formen bei Perversionen.

Und drittens brauchen wir Menschen, die man in einem weiteren Sinn als ›Feinde‹ bezeichnen könnte – Menschen, die gefürchtet, abgelehnt oder verachtet werden, weil sich in ihnen etwas in uns selbst Gefürchtetes, Abgelehntes oder Verachtetes deponieren lässt. Auf diese Weise werden nämlich nicht nur aggressive Aspekte unseres Selbst abgespalten und projiziert, sondern auch verachtete Aspekte. In diesem Sinn scheinen zu jeder mit sich zufriedenen Gruppe auch einige ›Versager‹ oder andersgeartete Sündenböcke zu gehören, die es den restlichen Mitgliedern ersparen, sich minderwertig zu fühlen, also Gefühle zu haben, die in einer physisch unsicheren Gesellschaft als übermäßige Todesangst auftauchen könnten.[12]

Alle diese abwehrbedingten Projektionen können, wenn sie zu zwanghaft sind, viel mehr anrichten als nur das Bild zu verfälschen, das sich jemand von einem anderen Menschen macht. Wenn sie einem starken unbewussten Motiv entspringen, können sie auf einen Empfänger, dessen Ich nicht hinreichend stabil ist, sehr großen Einfluss haben. Zum Beispiel wird ein Psychotiker seine Psychose nicht nur anderen zuschreiben, sondern vielmehr in ihnen die Furcht wecken, diese könnte ihnen aufgezwungen werden. Auf diesen Aspekt und weitere Aspekte eines immer noch ziemlich mysteriösen Vorgangs hat Melanie Klein aufmerksam gemacht, indem sie ihm einen besonderen Namen gab: projektive Identifizierung. Deshalb müssen wir der alten Frage: »Wie nimmt ein Patient uns wahr?«, manchmal eine neue hinzufügen: »Was versucht er uns aufzuzwingen?«, und keineswegs weniger wichtig: »Warum?« Nach meiner Klassifikation könnte er uns zwingen wollen, ein ›Freund‹ zu sein, eine ›notwendige Ergänzung‹ oder ein ›Feind‹ oder eine Mischung aus allen dreien. Besonders relevant ist die Projektion des ängstlichen Gefühls, ein Versager zu sein – das wiederum auf dem erfolglosen Versuch beruhen könnte, einen Erfolg zu stehlen und sich anzueignen.

Nun hat ein Analytiker, sowohl aufgrund seiner eigenen Analyse als auch der Analyse von Patienten, ein umfassenderes Wissen über sich selbst erworben und sich insbesondere Klarheit über diese verfälschenden Pro-

12 Derartige Sündenböcke werden tendenziell ausgestoßen oder verlassen die Gruppe aus eigenem Antrieb. Dann müssen neue gefunden werden. Elliott Jaques hat in seinem Buch *The Changing Culture of a Factory* (London: Tavistock Publications 1951) die Rolle der Projektion in Kleingruppen untersucht.

zesse verschafft. Seine Schlussfolgerungen bei anderen Menschen reichen deshalb tiefer – dringen also bis zu Motiven vor, die diesen noch nicht bewusst sind – und sind deshalb zuverlässiger als zuvor. Das heißt nicht, dass seine Schlussfolgerungen über andere Menschen in seinem Privatleben nicht durch zwanghafte Projektionen beeinträchtigt sein könnten. Aber in einer analytischen Sitzung orientiert er sich am Unbewussten und ist besonders auf der Hut. Außerdem geben seine Patienten ihm gegenüber viel mehr Informationen preis, als es irgendjemand im Privatleben machen würde. Deshalb ist es sehr viel weniger wahrscheinlich, dass ihm Fehler unterlaufen.

Aber er ist nicht unfehlbar, und deshalb müssen wir, um die Methodiker zufriedenzustellen, zeigen, wie er Fehler entdeckt und sie korrigiert. Es gilt genau zu unterscheiden, ob wir zu lange brauchen, bis wir etwas verstehen – weil unsere Kenntnisse des Unbewussten begrenzt sind –, oder ob uns regelrecht Fehler unterlaufen. Unsicherheit und Unwissen sind nicht dasselbe wie ein Irrtum. Aber sowohl in der Analyse als auch auf anderen Gebieten ist der Hauptgrund für einen Irrtum, dass Unwissen nicht ausgehalten wird.

Die biblische Schöpfungsgeschichte von der Erschaffung der Welt aus dem Chaos könnte auch wiedergeben, wie ein Kind sich aus einem ursprünglichen Chaos aus Gefühlen und Empfindungen ein integriertes Modell der Welt aus Menschen und Dingen erschafft. Dabei setzt es Spaltung und Projektion ein; denn diese Mechanismen, die so pathologische Resultate haben können, sind gleichzeitig die Mechanismen, die jeder Form einer intellektuellen Bemeisterung zugrunde liegen. Aber je größer der Druck, unter dem ein Kind sich sein Modell schafft, desto geringer ist die Wahrscheinlichkeit, dass es insgesamt zutreffend ist, also mit den tatsächlich möglichen Erfahrungen[13] übereinstimmt; und desto zäher wird das Kind sein Modell wie Wissen behandeln und Unwissen als Rückkehr zu dem Zustand eines verfolgenden Chaos fürchten.

13 Es wird deutlich geworden sein, dass ich die äußere Welt nicht als etwas auffasse, von dem wir uns ein Modell machen, sondern es konsequenter finde, ›Erfahrungen‹ als die ultimative Realität zu verstehen, für die das, was wir die äußere Welt nennen, unser Modell ist.

Darüber hinaus lässt die altbekannte Verknüpfung zwischen den drei Werten Wahres, Gutes und Schönes, zwischen denen es zunächst keine logische Verbindung zu geben scheint, vermuten, dass das als erstes gekannte, geliebte und bewunderte Objekt – die ganze gute Brust – unbewusst mit Wissen gleichgesetzt wird, so wie umgekehrt psychische Verwirrung mit ihrem angegriffenen und deshalb fragmentierten Gegenstück. Das heißt, dass vieles davon abhängt, wie dieses erste gute Objekt erworben wurde. Wenn mit Liebe und Dankbarkeit, dann ist das mit ihm gleichgesetzte Wissen ausreichend sicher und toleriert gelegentliche Revisionen, deren jede bis zu einem gewissen Grad mit einer zeitweiligen Rückkehr zum Chaos einhergeht.[14]

Wenn solche Revisionen auch eine Umwertung des Selbst beinhalten und verlangen, sich böse oder wertlose Selbstanteile einzugestehen, wird die Angst vor dem Nichtwissen noch verstärkt durch die Angst vor der Wahrheit.

So oder so ist die Fähigkeit, beide Ängste beziehungsweise beide Aspekte dieser Angst zu tolerieren, ein Maß für die Normalität des Analytikers und ein wichtiger Bestandteil seines technischen Rüstzeugs. Ein Großteil seiner Zeit verbringt er damit, passiv zu warten, bis die Assoziationen seines Patienten in ihm ein Muster entstehen lassen, das sich mit einem Muster aus Motiven und Verhaltensweisen verknüpfen und vervollständigen lässt, das potenziell auch in ihm selbst wirksam ist. Die Koordinierung des Materials ist dabei auch eine intellektuelle Aufgabe, in der, wie bei allen intellektuellen Aufgaben, eine Wiederholung der Bewältigung des Chaos steckt. Ob er stark genug ist, eine vorübergehende Verwirrung zu ertragen, ist besonders dann wichtig, wenn der Analytiker bei seinem Patienten mit etwas Neuem konfrontiert ist, das ihm vielleicht nur indirekt anhand einer ihm zuvor unbekannten Parallele bei sich selbst zugänglich wird. Häufiger jedoch kennt er das erforderliche Muster bereits aus seiner eigenen Analyse. Aber selbst dann muss

14 Ich verallgemeinere hier Rosenfelds Beobachtungen über Verwirrtheitszustände bei der analytischen Behandlung schizophrener Patienten, die einer Besserung ihres Zustandes vorausgehen. Siehe seine Arbeit »Zur Psychopathologie von Verwirrtheitszuständen bei chronisch Schizophrenen« (Int. J. Psycho-Anal. 31, 1950, 132–137).

er warten, bis bei ihm ›die Glocken läuten‹ und er sich seines Wissens soweit sicher sein kann, dass er eine eher aktive Rolle des Deutens einzunehmen vermag.[15]

Nur wenn er die Zeit des Wartens nicht tolerieren kann, in der er möglicherweise der inneren Verwirrung des Patienten ausgesetzt ist, könnte er vielleicht mit Vermutungen intervenieren, die auf einer Theorie beruhen. Aber solange er nicht aus Angst vor seinem Nichtwissen zu einem Prinzipienreiter geworden ist, wird er nicht versuchen, um jeden Preis an seinen Vermutungen festzuhalten, wie seine Kritiker glauben. Denn da er nicht feststellen kann, ob seine Vermutungen falsch waren, ohne das Unbewusste seines Patienten umfassend zu kennen, ist ihm bald klar, dass es keinen unmittelbaren Grund dafür gibt, sie für relevant oder richtig zu halten.

Ich habe mich schon in einer früheren Arbeit (»Zur Gegenübertragung«) mit derartigen Fehlerquellen beschäftigt, und ginge es nicht darum, unseren Kritikern zu zeigen, dass wir uns nicht für unfehlbar halten, würde es sich kaum lohnen, sie noch einmal zu erwähnen. Inzwischen gibt es jedoch einige neuere Arbeiten von Melanie Klein, die viel Erhellendes dazu beitragen.[16]

Nach ihrer Auffassung beeinträchtigt primärer Neid diese dankbare Inkorporation der Brust, auf der das Gefühl des Kindes, selbst gut und liebesfähig zu sein, letztendlich beruht – es wird bis zu einem gewissen Grad durch das Gefühl ersetzt, stattdessen nur das durch seine neidischen Angriffe fragmentierte, verwirrte und beschmutzte Objekt in sich zu haben. Auf einer derart unsicheren Grundlage könnte sich durch eine sekundäre und vielleicht sogar gierige Inkorporation der guten Brust und anderer guter Objekte einerseits und durch eine gewaltsame Projektion der bösen Selbstanteile andererseits – besonders des Neides, der Liebesunfähigkeit und des damit verbundenen Gefühls des Scheiterns – auf geeignete Sündenböcke in der Außenwelt eine scheinbar normale und sogar großzügige Persön-

15 Hier ist darauf hinzuweisen, wie wichtig es ist, dass die eigene Analyse des Analytikers eine ihn sowohl emotional als auch intellektuell überzeugende Erfahrung war. Sollte er lediglich intellektuell überzeugt worden sein, kann er seinem Patienten nur weitergeben, wovon er selbst intellektuell überzeugt ist, und weniger, was für sein Gefühl wahr ist.

16 »Bemerkungen über einige schizoide Mechanismen« (1946) und »Neid und Dankbarkeit« (1957).

lichkeit entwickeln. Zu den Kennzeichen einer derartigen Persönlichkeit würde meines Erachtens sowohl ein starkes Bedürfnis nach Anerkennung als Abwehr gegen die Angst, nichts geben zu können und deshalb keine Liebe verdient zu haben, als auch eine besondere Empfindlichkeit gegenüber Projektionen dieses Gefühls der Wertlosigkeit durch Andere gehören, eines Gefühls, das so leicht ein Echo im Selbst hervorruft. Oder anders ausgedrückt wird diese Form der projektiven Identifizierung gefürchtet, weil man sie auch selbst angewandt hat.

Obwohl jeder von uns bis zu einem gewissen Grad diese Art von projektiver Abwehr einsetzt und fürchtet, haben einige Analytiker[17] darauf hingewiesen, dass Patienten, bei denen dies sehr ausgeprägt ist, besonders schwer zu analysieren sind. Dem ließe sich – da unser Thema die Zuverlässigkeit von Schlussfolgerungen ist – hinzufügen, dass gerade diese Patienten den Analytiker dadurch verwirren könnten, dass er bei der Arbeit mit ihnen wieder in das Chaos hineingeraten könnte, aus dem seine eigene frühkindliche Welt bestand. Und vielleicht ist es gerade für diese Analytiker, die, ohne es zu wissen, bei der Konstruktion ihrer Welt besonders viel Gebrauch von diesem Mechanismus gemacht haben, besonders verwirrend, wenn dieser Mechanismus durch ihre Patienten gegen sie eingesetzt wird.[18]

Diese Situation ließe sich durch den Traum eines Patienten veranschaulichen, der ihm zunächst wenig vielversprechend schien, da er sich lediglich an zwei Strohhalme erinnern konnte, von denen einer länger war als der andere. Sie erinnerten ihn allerdings an Blasrohre für Giftpfeile und an

17 Besonders Bion und Rosenfeld.

18 Freud diskutiert in seiner Arbeit »Massenpsychologie und Ich-Analyse« (1921) die Verbindungen zwischen Identifizierung, Hypnotismus und Verliebtheit. Ein Thema für weitere Untersuchungen könnte, wie ich meine, sein, dass die Angst vor dem Wunsch, sich zu verlieben oder hypnotisiert zu werden, etwas mit der Angst vor Masochismus zu tun hat und diese wiederum mit der Angst vor dem Wunsch, sich den projektiven Identifizierungen durch einen anderen auszuliefern. Möglicherweise beruht auch dieser Mechanismus auf einer angeborenen Grundlage, obwohl er früher auftritt als eine als solche erkennbare Genitalität. So oder so weist das Muster des Wunsches, eigene (anale) Selbstanteile in einen anderen Menschen zu projizieren und sie dort zu kontrollieren, sowie des Wunsches, selbst in dieser Weise kontrolliert zu werden, eine gewisse Ähnlichkeit mit genitalen maskulinen bzw. femininen Impulsen auf.

eine Geschichte von einem Tierarzt, der versuchte, einem Pferd ein Puder gegen seine Magenbeschwerden zu verabreichen, indem er es ihm in den Hals blies – nur blies das Pferd zuerst. Der Patient wusste nicht recht, ob er der Tierarzt oder das Pferd gewesen war, aber ihm wurde plötzlich schockartig klar, dass ihm die Analyse immer so vorgekommen war.

Er war einer dieser Patienten, die zwanghaft die Analyse zu kontrollieren versuchen, das heißt, versuchen, aus dem Chaos ihre eigene Ordnung zu schaffen oder wiederherzustellen. Insbesondere soll nicht in Frage gestellt werden, wie sie selbst diese Mechanismen von Spaltung und Projektion gebrauchen, um sich ein zutreffendes oder falsches Bild ihrer Beziehung zu anderen Menschen zu machen. Vielleicht wirken sie kooperativ und intelligent. Aber hinter ihrem Zwang, die Analyse zu kontrollieren, steckt eine spezifische Angst, nämlich die Angst, dass der Analytiker in seinem Wunsch, ihnen zu helfen, nur ein Durcheinander in ihnen stiften wird. Und vielleicht steckt dahinter die noch größere Angst, dass er aufdecken könnte, wie minderwertig sie sich im Grunde fühlen. Wenn der Analytiker diese Ängste nicht versteht, weil sie nur unbewusst etwas in ihm anklingen lassen, wird er deshalb nur merken, dass seine eigenen Bemühungen, die Situation unter Kontrolle zu haben und Ordnung in das Chaos zu bringen, misslungen sind und er selbst durcheinander ist.[19]

Gerade bei diesen Patienten, die ihn durcheinanderbringen wollen, sei es, um eine unangenehme Wahrheit zu verbergen oder vielleicht auch aus Neid, könnte es dem Analytiker passieren, dass er, um das Chaos und das Gefühl des Scheiterns abzuwehren, sich an Theorien festhält und sie mechanisch und dogmatisch anwendet, sodass seine Patienten wirklich durcheinander geraten und genau die Situation entsteht, vor der sie sich am meisten fürchten: dass die alten projektiven Mechanismen so ausgiebig gegen sie eingesetzt werden, dass sie ihrerseits unfähig sind zu projizieren und dann die tatsächlichen Fehler der Anderen als ihre eigenen erleben.

19 Auch wenn es jedem Analytiker gelegentlich so gehen kann, sollte man von einer gewissen Ichschwäche bei ihm ausgehen, wenn diese Probleme häufig oder verstärkt auftreten. Dabei wäre allerdings zu unterscheiden zwischen einem Ich, das stark wirkt, weil es über starke Abwehrmechanismen verfügt, und einem Ich, dessen Stärke darauf beruht, dass es ein wahrhaftiges und daher unzerstörbares Bild von sich selbst hat.

Aber mit der Erkenntnis, dass diese Schwierigkeiten auftreten können, geht auch die Entdeckung einher, dass es Mittel und Wege gibt, sie zu verhindern. Was analysiert werden muss, ist eine besondere Form der Verfolgungsangst – die Angst der Patienten, das Opfer einer vom Analytiker ausgehenden projektiven Identifizierung zu werden –, die Angst, dass der Analytiker ›zuerst bläst‹ und sie von Verwirrung, Krankheit, Scheitern und Tod überwältigt werden könnten. Wenn es gelingt, diese Angst offenzulegen, könnte sich zeigen lassen, dass die Angst selbst das Ergebnis einer Projektion ist. Denn ursprünglich waren sie es, die, wie Bion meinte, mithilfe der projektiven Identifizierung ihre Mütter kontrollieren und überwältigen wollten, sodass diese, wenn sie sich der Projektion widersetzten, die Angst des Patienten genährt haben könnten, ihnen werde dasselbe widerfahren. Wird dieser Zusammenhang akzeptiert, könnte es zu einer ausgeprägten depressiven Reaktion kommen, die dann ihrerseits durchzuarbeiten wäre. Aber vielleicht wurde dabei auch eine wichtige Barriere überwunden, die sich einem Behandlungsfortschritt in den Weg gestellt hatte.

Einführung zu Kapitel 3

Wie schon der Titel des 1963 im *International Journal of Psychoanalysis* erschienenem kurzen Beitrags *Eine Anmerkung zur Migräne* ankündigt, folgt R. Money-Kyrle damit dem bescheidenen Ansatz einer klinischen Mitteilung. Es geht ihm nicht um zu verallgemeinernden Aussagen zu einem Krankheitsbild, das schon Freud beschäftigte. Freud hatte 1895 in seiner Besprechung von Möbius Buch über die Migräne beispielweise weitere Formen vorgeschlagen, eine Magen-, Rücken- und Herzmigräne. Seine eigenen Fallbeispiele legen nahe, dass er von einer seelischen Verursachung ausging – und Einwände gegen Möbius' Definition als »eine Form der ererbten Entartung« (S. 369) hatte. In der Folge befassten sich Analytiker verschiedentlich mit der Migräne und stellten unterschiedliche psychosomatische Thesen auf. Die vorliegende Anmerkung beschränkt sich hingegen auf das, was wir aufgrund unserer klinischen Tätigkeit im Einzelfall beschreiben können. Money-Kyrle legt dar, wie der psychische Faktor in einem Fall verstanden werden konnte. Er geht von einer konstitutionellen Neigung zur Migräne aus, vertritt also keine primär seelische Verursachung dieser Erkrankung.

Damit ist die Anmerkung in erster Linie Zeugnis eines Erkundungsprozesses im Laufe einer mehrjährigen Analyse, der schließlich eine komplexe unbewusste Phantasie zugänglich machte. Wir erfahren nichts über den Hintergrund, welcher die Patientin eine Analyse aufsuchen ließ, noch über die aktuellen Kalamitäten, mit welchen sie sich in der Zeit auseinandersetzen musste, in der die Abwehrbedeutung der Migräne über Träume erarbeitet wurde. Die Patientin litt unter einer Form der Migräne, die mit einer Aura einherging, in ihrem Fall einem Flimmerskotom. Im Verlauf der Analyse war schon deutlich geworden, dass sich die Migräne bei emotionaler Beunruhigung verschlimmerte. Der Analytiker hatte mit Hilfe seines Vergleichs mit Saulus, der die Urchristen verfolgte, schon sadistische Phantasien vermutet. Diese Spur war durchaus zutreffend, musste aber von der Patientin erst in der Übertragung erlebt werden, bevor sie damit etwas anfangen konnte.

Wir erfahren, dass die Migräne verschwand, nachdem sie als Abwehr gegen die Wahrnehmung aggressiver Impulse verstanden wurde. Mit Hilfe eines Traums wurde sie mit einer unbewussten Phantasie verknüpft, in der die innere Mutter ihre Tochter vor dem Anblick des Schrecklichen – letztlich ihres eigenen neidischen Selbst – schützt, indem sie ihre Sehnerven verbrennt. Das war zunächst in gewissem Umfang in der Analyse agiert worden. Im ersten mitgeteilten Traum empfindet die Patientin intensive Liebesgefühle für ihre Mutter, die dann klein wirkte. Die Patientin erlebt – liest man es in der Übertragung – möglicherweise ähnliche Gefühle gegenüber ihrem Analytiker. Für das neidische Selbst ist das unerträglich, sie muss ihn deshalb schrumpfen lassen. Er ist jetzt der kleine Bedürftige, aber dann realisiert sie, dass sie auch klein ist. Im Traum sagt die Mutter, sie halte den Schrecken in ihren Augen nicht aus. Man kann denken, in ihrer Vorstellung hält die Mutter/der Analytiker bzw. die innere Mutter das Entsetzen der Patientin nicht aus, die Objekte so beschädigt zu haben. Sie kann sich dem Schaden nicht stellen, sondern ist stattdessen dabei, ihr einen Stromschlag zu versetzen.

Wir erfahren, dass der Analytiker zunächst wenig zu dem Traum sagen konnte, sich also in gewisser Weise klein und dumm fühlte. Die Patientin kam enttäuscht und wütend, dass ihr Agieren den Analytiker affizierte, zur nächsten Stunde. Dieser fasst ihren Vorwurf in Worte – und vermittelt darüber, durchaus hinschauen zu wollen und zu können. Über weitere Einfälle der Patientin kann er dann die Überlegung äußern, ein Detail könnte für den herausgerissenen / verbrannten Sehnerv stehen. Nun kann die Aura der Migräneanfälle der Patientin, das Skotom, dahingehend übersetzt werden, das Blindwerden wehre die Wahrnehmung ihres destruktiven Agierens ab. Fortan erübrigte sich die Migräne. Interessant ist seine nachträgliche Überlegung, das erwachsene Wissen der Patienten um das Funktionieren eines Auges mit Zäpfchen und Stäbchen sowie dem Sehnerv eignete sich, eine frühe emotionale Erfahrung im Traum darzustellen. Leider erfahren wir zu wenig vom Kontext der Stunden, um nachzuvollziehen, wie das in der Übertragungs-Gegenübertragungs-Beziehung im Einzelnen aktualisiert worden war.

Der Erarbeitung der skizzierten Zusammenhänge folgten nun veränderte Abwehrvorgänge von aggressiven Impulsen. Mit Verweis auf Bion, der in seinem im gleichen Jahr veröffentlichten Buch *Elemente der Psychoanalyse* von einer »fragmentierten ödipalen Situation« (1992[1963], S. 89) spricht, versteht er einen Traum der Patientin mit drei Frauen – eine die nicht hören, aber sehen konnte, eine andere, die sehen, aber nicht hören konnte, und eine dritte, die sich an nichts zu erinnern vermochte – als Modus, die Wucht der Auseinandersetzung mit den Konsequenzen ihrer mörderischen Impulse aufzuspalten. Schließlich vermochte sie in der Übertragung ihre Angst, ihr Analytiker könnte während eines Wochenendes einen Unfall erleiden, dahingehend zu verstehen, dass sie ihn neidisch und wütend verunfallen ließ. Mit der gewachsenen Fähigkeit, sich diesen Phantasien zu stellen, fanden auch wiedergutmachende Bewegungen in Form schöner Bilder in den Träumen ihren Niederschlag. So träumte sie den Behandlungsraum als Kunstgalerie mit zwei ungewöhnlich schönen Objekten – ein Bild dafür, dass es eine Mutter / einen Analytiker mit schönen / hilfreichen Brüsten gibt, mit Hilfe derer sie die Zusammenhänge zu entwickeln vermochte?

Die Anlage zu Migräne kann – wie Money-Kyrle bei seiner Patientin verfolgen konnte – aufgrund der Eignung mancher Symptome als Ausdruckselement unbewusster Phantasien sozusagen in Dienst genommen werden. Dieser Ansatz hat nach wie vor Gültigkeit und kann uns anregen, bei Patienten zu untersuchen, wie die Zusammenhänge beschaffen sind. Es geht dabei eben nicht um eine »Gleichsetzung eines unbewußten Phantasieerlebens mit einem ganz bestimmten pathophysiologischen Phänomen«, wie dieser kleinianische Ansatz zum Teil missverstanden wurde (Schneider 1973, S. 30). A. Garma hatte wenige Jahre vor R. Money-Kyrle ebenfalls über die visuelle Symptomatik bei Migräne publiziert und ausgeführt, sie könnten bei manchen Patienten durch psychologische Traumata provoziert werden (1959, S. 242) – und damit ebensowenig wie Money-Kyrle den Anspruch erhoben, die Ätiologie und Pathogenese zu erfassen.

Claudia Frank

Literatur

Bion, W. (1992 [1963]), *Elemente der Psychoanalyse.* Frankfurt a. M.: Suhrkamp.

Freud, S. (1895), Besprechung von P.J. Möbius, Die Migräne, Wien 1894 (1895). *GW Nachtragsband*, 360–369.

Garma, A. (1959), Observations on the Visual Symptomatology in Migraine. Psychoanalytic Quarterly 28, 242–246.

Schneider, P. (1973), Zum Verhältnis von Psychoanalyse und psychosomatischer Medizin. *Psyche – Zeitschrift für Psychoanalyse* 27, 21–49.

Kapitel 3

Eine Anmerkung zur Migräne[1]

Die Patientin, die mir zu verstehen half, wie sie ihre – unterdessen deutlich geringer werdenden – Beschwerden als Abwehr nutzte, hatte lange immer wieder an einer typischen Form der Migräne gelitten. Das heißt, zu Beginn ihrer Anfälle hatte sie den Eindruck, partiell erblindet zu sein, als wäre ihre Sicht durch ein dunkles Areal eingetrübt, danach sah sie scharfe Lichtblitze und bekam, wenn diese wieder aufhörten, starke Kopfschmerzen, die dann allmählich nachließen.

Im Verlauf einer mehrjährigen Analyse war bereits deutlich geworden, dass psychische Faktoren bei ihrer Migräne eine Rolle spielten und dass diese sich insbesondere dann verschlimmerte, wenn sie sich durch die Analyse emotional sehr beunruhigt fühlte. Einmal hatte ich zu ihr gesagt – aus welchen Gründen, weiß ich leider nicht mehr –, dass ihre Migräne für sie eine ähnliche Bedeutung habe wie für Paulus das blendende Licht, das bei seiner Verfolgung der Urchristen vor ihm auftauchte, und dass die Beschwerden deshalb etwas mit ihren unbewussten sadistischen Phantasien zu tun hätten. Aber das war alles, was ich entdecken oder erraten konnte, bis schließlich ein bestimmter Traum einen viel deutlicheren Hinweis enthielt. Vorausgegangen war eine Zeit mit ungewöhnlich heftigen und schweren Anfällen, in der sie versuchte, sich mit einem aktuellen Unglück auseinanderzusetzen und damit zurechtzukommen. Im Traum *befand sie sich außerhalb ihres Hauses. Ihre Mutter (die nicht bei ihr lebt) ist im Haus und ruft sie herein. Angefüllt mit intensiven Liebesgefühlen geht sie hinein (sie kann sich kaum erinnern, je so starke Gefühle für ihre Mutter gehabt zu haben). Ihre Mutter bückt sich zu einer Steckdose, sie wirkt klein. Aber dann wird auch sie klein. Ihre Mutter sieht sie an und sagt, sie könne den Schrecken in ihren Augen nicht ertragen. Dann blickt sie nach*

1 Int. J. Psycho-Anal., 44, 1963.

unten und sieht entsetzt, dass ihre Mutter drauf und dran ist, ihr einen Stromschlag zu versetzen.

Das Einzige, was ich zunächst entdecken konnte, war die Verbindung zu einem Traum aus der vorigen Nacht, in dem *sie einer Frau, die für sie symbolisch wie eine Mutter war, von dem (erwähnten) Unglück hatte erzählen können.*

Es war ihr bis dahin fast unmöglich gewesen, irgendjemandem davon zu erzählen. Doch vermittelten mir die beiden Träume, dass es ihr zunehmend leichter fiel, mir davon zu berichten. Das Detail, dass zuerst ihre Mutter und dann auch sie klein waren, schien mir charakteristisch für die Verwirrung zwischen ihr und ihrer Mutter, wer denn nun die Mutter und wer das Baby sei. Am Ende der Sitzung hatte ich das Gefühl, der Traum sei wichtig gewesen, war aber enttäuscht, dass ich so wenig von seiner Bedeutung erfasst hatte.

Zu Beginn der nächsten Sitzung schwieg die Patientin und wirkte vorwurfsvoll. Ich meinte, das liege vielleicht daran, dass es mir nicht gelungen war, den Traum zu verstehen. Sie äußerte dann weitere Einfälle dazu. Insbesondere hatten die Elektrodrähte sie an ein merkwürdiges Objekt aus einem Traum erinnert, den sie drei Nächte zuvor gehabt hatte: *Unter ihrem kaputten Auto lag ein Ding, das aussah wie eine Angelrute mit einem Klumpen dran, der wie ein elektrischer Schalter wirkte, der von den Blinkern abgerissen worden war.*

Mir kam der Gedanke, dass diese abgerissenen Blinker-Drähte ihre Sehnerven repräsentierten, die ihre innere Mutter ihr für ihr Gefühl ausgebrannt hatte, um sie davor zu bewahren, etwas Schreckliches sehen zu müssen. Sie war unmittelbar überzeugt von dieser Idee, die noch zusätzlich dadurch bestätigt wurde, dass ihre Migräne dauerhaft verschwand – und auch nicht wieder aufgetreten ist, obwohl ich natürlich nicht garantieren kann, dass es so bleiben wird. (Im Nachhinein halte ich es für möglich, dass die Angelrute [*fishing rod*] mit dem abgerissenen Draht für ein ›Stäbchen‹ [*rod*]) aus der Retina stand. Damit meine ich natürlich nicht, dass ihr kindliches Selbst etwas von Sehnerven, Stäbchen und Zäpfchen wusste. Aber sie schien mit ihrem erwachsenen Wissen ein Traummodell für das Muster einer frühen emotionalen Erfahrung gebildet zu haben, die sie bis zu diesem Zeitpunkt nie hatte bewältigen können, weil sie zuvor nicht in der Lage gewesen war, sie symbolisch auszudrücken. Dass dies eine Funktion von Träumen sein kann, ist eine Idee, die ich W. R. Bion verdanke.)

Als nächstes Problem galt es zu entdecken, was unbewusst mit dem aktuellen Unglück verknüpft und zu schlimm war, um gesehen zu werden. Ein weiterer Traum, etwa zehn Tage später, warf einiges Licht darauf. *Sie fährt in ihrem Auto von einem Haus weg. Links von ihr ist eine Mauer und rechts von ihr steht ein grüner Lieferwagen auf dem Randstreifen. Ein Sportwagen kommt näher und sie verlangsamt ihr Tempo. Aber obwohl das Auto genug Platz hätte, um zwischen ihr und dem geparkten Lieferwagen durchzukommen, bricht es direkt vor ihr aus und kracht in die Mauer zu ihrer Linken. Ein junger Mann steigt aus; seine Augen sind verrückt, blind und glasig; er stolpert rüber zu ihrem Auto und drischt mit einem riesigen Schraubenschlüssel auf ihre Scheinwerfer ein.*

Auch hier geht es wieder um einen Angriff auf die Augen – sowohl auf seine als auch auf ihre –, die durch die Scheinwerfer ihres Autos dargestellt sind. Darüber hinaus schien mir das Muster, wie es zu dem Unfall gekommen war, darauf hinzudeuten, dass der junge Mann (den wir bereits als ihren phantasierten Zwillingsbruder kannten) in dem geparkten grünen Lieferwagen etwas gesehen hatte, was ihr entgangen war. Dann fiel ihr ein, dass der grüne Lieferwagen bereits unmittelbar nach dem erwähnten Schicksalsschlag vor etwa zwei Monaten in einem früheren Traum aufgetaucht war. In diesem Traum *war der grüne Lieferwagen geparkt. Eine Hundemeute quoll aus ihm hervor, und jeder Hund hatte eine rote Jacke an, als wären sie alle Jäger... In diesem Traum hatte es auch einen Unfall mit drei Autos gegeben; sie hatte Angst gehabt, dass das Ambulanz- oder Feuerwehrauto die Hunde überfahren könnte, als sie über die Straße liefen.*

Wahrscheinlich hatte das, was der junge Mann im Unterschied zu ihr in dem Traum mit dem grünen Lieferwagen kürzlich gesehen hatte, etwas mit den rotgewandeten Hunden in dem früheren Traum zu tun. Ich meinte, dass die ›herausquellenden‹ Hunde Fäzes sein könnten – rot, weil sie blutig waren – und dass sie für ein inneres Unheil stünden, das wahrscheinlich mir als ihrer inneren Mutter galt. Ich versuchte, einen Zusammenhang zu der Fehlgeburt herzustellen, die ihre Mutter erlitten hatte, als die Patientin ein Kind war. Jedoch schien es zu diesem Zeitpunkt nicht genug Material zu geben, um meine Sichtweise zu stützen, und sie fand sie zwar plausibel, aber gefühlsmäßig nicht überzeugend.

Da sie ihre Fähigkeit eingebüßt hatte, eine Migräne zu entwickeln, stellten sich mittlerweile andere Abwehrmaßnahmen ein, die ihr halfen, etwas nicht wahrnehmen zu müssen, was meines Erachtens ein inneres Geschehen war. Zum Beispiel kam sie vier Monate später, nachdem ich in einer Sitzung ödipales Material gedeutet und in dem Zusammenhang das Wort ›Mörder‹ benutzt hatte, auf das sie ungewöhnlich heftig und erschrocken reagiert hatte (leider sind meine Aufzeichnungen an dieser Stelle unvollständig), ziemlich desorientiert in die nächste Sitzung. Sie habe geträumt, sagte sie: *Sie saß auf meinem Platz und versuchte, drei Frauen Abbildungen in einem Buch zu zeigen; eine der Frauen konnte nicht hören, aber sehen, eine konnte sehen, aber nicht hören, und eine konnte sich an nichts erinnern …*

Ich hatte den Eindruck, dass sie sich in dieser Weise aufgespalten hatte, um nicht das ganze Ausmaß des Horrors, der in dem Buch dargestellt war, erfassen zu müssen.

Darüber hinaus dachte ich, dass sie – wie einige der von Bion beschriebenen Patienten – ihre ödipalen Phantasien aufgespalten hatte und weiterhin aufspaltete, bevor sie sich voll entfalteten. Mir schien, dass ich stellvertretend für sie ihre Phantasien haben und ihr zeigen sollte, was aus ihren Phantasien geworden wäre, wenn sie diese weiterentwickelt hätte. Von Anfang an hatte sie immer wieder ganz bewusste Ängste geäußert, dass ich an Wochenenden in Unfälle verwickelt sein könnte, Ängste, die ich so gut wie möglich zu deuten versucht hatte. Vereinzelt hatte es auch immer wieder in Träumen Hinweise auf Unfälle gegeben, die sie gesehen, aber nicht gehört hatte, und im Wachzustand Hinweise auf Geräusche, die sie wie Schreie gehört und empfunden hatte, ohne deren Ursache gesehen zu haben. Daraus konstruierte ich ein anschauliches Bild für das, was meines Erachtens aus einer Phantasie hätte werden können, wenn sie sie nicht im Keim erstickt hätte: eine Phantasie, dass das Auto, in dem ich in ihrer Vorstellung mit meiner Frau und den Kindern übers Wochenende wegfuhr, einen Unfall hätte, den sie sowohl sehen als auch die Schreie hören konnte. Die Intensität, mit der sie manchmal auf Geräusche in ihrem Körper lauschte, sprach auch dafür, dass all dies in ihrem Inneren passierte, wenn ihre Wut auf mich, weil ich sie verließ, besonders heftig war. Dies, oder etwas Ähnliches, schien der Horror in dem grünen Lieferwagen zu sein – letztlich ihr neidisches Selbst –, vor dessen Wahrnehmung sie sich ursprünglich durch die Migräne geschützt hatte. (Ich dachte daran, dass es sich auch hinter dem aktuellen Unheil verbarg, über das sie nicht hatte sprechen können.) Sie fand diese Deutung emotional zutreffend und fühlte sich erleichtert.

Ich sollte hinzufügen, dass ihre inzwischen gewonnene stärkere Integration nicht nur bewirkte, dass ihr diese schrecklichen Phantasien deutlicher wurden, sondern auch ihre guten. In der nächsten Nacht träumte sie, dass mein Behandlungsraum eine Kunstgalerie war, in der zwei ungewöhnlich schöne Objekte zu sehen waren.

Ich habe in dieser Anmerkung versucht, einen Faden – den der Migräne – aus vielen anderen damit verwobenen Fäden herauszugreifen und ihm zu folgen, sehr unvollständig, wie mir klar ist. Ich glaube nicht, dass ich diesen speziellen Faden herausgegriffen hätte, wenn er nicht durch die beiden Träume so offensichtlich geworden wäre. Rückblickend war zu sehen, dass der Migränefaden auch schon in vielen früheren Träumen enthalten war, in unterschiedlichen Formen auch in anderem Material über Blindheit, das ich aber damals nicht verstanden hatte. Ich habe keine Anhaltspunkte, anhand derer sich verallgemeinern und rechtfertigen ließe, dass auch andere, die konstitutionell zu Migräne neigen, sie gleichermaßen zu Abwehrzwecken einsetzen. Das Einzige, was ich behaupte, ist, dass es vorkommen kann.

Einführung zu Kapitel 4

Größenwahn wurde 1963 zunächst vor der *Imago Group* in London vorgetragen, zu deren Entstehung R. Money-Kyrle wesentlich beigetragen hatte. 1953 hatte sich ein Komponist namens Robert Still[1] zusammen mit dem Kunstkritiker Adrian Stokes mit dem Vorschlag an die Britische Psychoanalytische Gesellschaft gewandt, Analysanden sollten sich zu einer Gruppe zusammenschließen, um eine breite Anwendung der psychoanalytischen Erkenntnisse u.a. in Kunst und Politik voranzubringen. Money-Kyrle war beauftragt worden, sich der Sache anzunehmen und auch wenn er gegenüber Stills »messianischem Eifer«, den er als Folge »unrealistischer Phantasien allmächtiger Wiedergutmachung« (zit. nach Sayers 2018, S. 194) sah, skeptisch war, präzisierte er die Ziele der Gruppe und gewann wohl auch deren ersten Mitglieder, die sich – vermutlich zu Ehren der von Freud gegründeten Zeitschrift *Imago* – 1954 in ihrer konstituierenden Sitzung den Namen *Imago Group* gab. Meltzer war später ebenfalls Teil dieser Gruppe – und seiner dort vorgetragenen Arbeit im Vorjahr verdankte Money-Kyrle die Anregung zum Titel dieses Kapitels. Leider scheint Meltzers Vortrag nicht veröffentlicht worden zu sein, so dass die Verbindung offenbleibt. Später nahm die Gruppe eine andere Richtung, Money-Kyrle nahm nicht mehr an ihren Treffen teil und sie kam 1971 zu einem Ende.

Es wäre spannend zu überlegen, ob im März 1962 im Zusammenhang mit Meltzers Vortrag über prähistorische Höhlenmalereien diskutiert wurde, inwieweit diese beispielsweise als eine Form verstanden werden könnten, unbewusst die Großartigkeit des fruchtbaren Mutterleibes für sich zu reklamieren. Dabei wäre, wie R. Money-Kyrle in der vorliegenden Arbeit schrieb, nicht der Wunsch, wie das beneidete Objekt sein zu wollen, das problematische, sondern die Behauptung, man sei es bereits. Worin immer die damalige Anregung bestanden haben mag, R. Money-Kyrle legt mit seiner Arbeit zum latenten Größenwahn eine überaus hilfreiche Analyse und Konzeptualisie-

1 Robert Still (1910–1971) schrieb u.a. die Oper *Ödipus*, deren Libretto Adrian Stokes verfasst hatte.

rung von Phänomenen vor, die nicht in gleicher Weise ins Auge springen wie ein manifester Größenwahn, aber oft dramatische Konsequenzen zeitigen. Wenn sich Individuen oder Institutionen und Nationen »tödlich« beleidigt und gedemütigt fühlen, leiten sie daraus manchmal das Recht ab, vernichtend zu agieren. Daran zeigt sich, wie fatal sich die zugrundeliegende wahnhafte Arroganz, über einen besonderen Status der einen oder anderen Art zu verfügen, auswirken kann. Money-Kyrles Aufklärung dieser Zusammenhänge ist deshalb bedeutsam, wenn sowohl für den Einzelnen als auch gesellschaftlich ein anderer Umgang möglich werden soll.

Money-Kylre geht von einer »endemischen« Neigung des Menschen zu solch einem psychotischen Zug seines Narzissmus aus. Als Mechanismus beschreibt er, das Ich könne sich vollständig in eine bewunderte und beneidete innere Figur projizieren und stelle damit einen inneren Größenwahn (›*delusion of superiority*‹) her. Das imponiert als »Lösung« für die als kränkend erlebte Abhängigkeit von einem guten Objekt, das man introjiziert und dem man eben auch in der inneren Welt viel verdankt. Wenn nun das Ich neidisch in das Überich eindringt und dessen Großartigkeit für sich beansprucht, erübrigen sich scheinbar alle auch schmerzlichen Gefühle eigener Begrenztheit und Abhängigkeit. Die Kehrseite besteht allerdings in dem Empfinden einer ebenso wahnhaften Minderwertigkeit (›*delusion of inferiority*‹). Wähnt man sich im ersten Fall unbewusst als die nährende Brust, verachtet aus dieser Position alles, was dem nicht entspricht, so kommt im anderen Fall das latente Wissen zum Tragen, dass die Realität eine andere ist und man wähnt sich dann ununterscheidbar von nutzlosen Ausscheidungen. Es ist eine aus Analysen wohl bekannte Dynamik, wenn eine heimlich gepflegte Überlegenheit in eine Verfassung umkippt, in der der Analytiker in einer kategorial anderen »höheren« Sphäre gesehen wird, nachdem die damit verknüpften Angriffe benannt und untersucht wurden.

Klinisch nimmt Money-Kyrle zu Anfang die vertraute Klage von Patienten in den Blick, sie verfügten nicht mehr über das gewohnte Selbstbewusstsein, hätten ihr Selbstvertrauen verloren. In diesen Fällen ergebe die Analyse in der Regel, dass das frühere Selbstbewusstsein mehr umfasste als eine adäquate Einschätzung der eigenen Fähigkeit in Bezug auf die anzugehenden Aufgaben. Für die Patienten stellte dieses einen Teil ihrer ›Gesundheit‹ dar, von der sie hoffen, der Analytiker werde sie wiederherstellen. Das bis dahin maniforme Funktionieren, das oft auch für andere als besonders erfolgreiche Karriere imponierte, bricht dann in Schwellensituationen zusammen. Angesichts von unumgänglichen Veränderungen, die letztlich mit der Anerkennung von Vergänglichkeit verbunden sind, stellte das frühere Ausweichen in Pseudokreativität auf dem Hintergrund einer megalomanen Verfassung eine Möglichkeit dar, die bei erneuten Anforderungen irgendwann nicht mehr trägt. Die intrapsychische projektive Identifizierung des Ichs mit dem Überich kann in diesem druckvollen Geschehen dazu führen, dass das innere Objekt zu einem Feind wird, woraus dann eine innerpsychische Paranoia resultiert.[2]

Auch hinsichtlich der Reaktionen in Auseinandersetzungen ist es entscheidend, inwieweit die Grundlage hierfür ein latenter innerer Größenwahn ist. Money-Kyrle beschreibt hierfür zum einen den Unterschied zwischen »insult« und »injury«, also Beleidigung und Verletzung im Sinne von jemandem Unrecht tun, und zum anderen von Stolz und normaler Selbstachtung. Um sich beleidigt zu fühlen, müsse man sich zuvor etwas angemaßt haben (zum Beispiel aufgrund des inneren Größenwahns) – wir sprechen dementsprechend dann ja auch von beleidigtem Stolz. Hingegen gebiete es die normale Selbstachtung, sich gegen Verletzung und damit erlittenem Unrecht zur Wehr zu setzen.

Diese Unterscheidung ist auch für den institutionellen Rahmen relevant – im Großen wie im Kleinen (von Staaten bis zu gesellschaftlichen Organisationen, Ausschüssen, Vereinen und Ausbildungsinstituten). Das unbewusst wahnhafte Element, die Verblendung und die daraus resultierende Arroganz stellten einen wesentlichen Grund für institutionelles Versagen dar. Nehmen wir das Beispiel von Gremien und Ausschüssen, so wissen wir alle, dass ihre Qualität von ihrer Zusammensetzung abhängt. Money-Kyrle nennt, worauf es dabei ankomme: Am besten funktionierten sie, wenn alle ihre Mitglieder möglichst frei von persönlichen Ambitionen hinsichtlich eines »speziellen Status« seien. Damit werde es wahrscheinlicher, dass die gemeinsame Beratung eine gesündere und breitere Basis hat, als sie jeder einzelne hätte leisten können. Die Gefahr für die Institution liege bei der verblendeten Arroganz, die bei manchen ihrer Mitglieder auch nur latent vorhanden sein mag, sich dann aber als Gruppenphänomen zeigen kann. Wenn dies gesche-

2 Ich habe in einem anderen Kontext mit Hilfe eines Fallbeispiels dargelegt, wie hilfreich Money-Kyrles Überlegungen für die klinische Praxis sind (Frank 2018).

he, werde der Ausschuss unbewusst als Super-Individuum / Über-Mensch betrachtet und als solcher als unfehlbar. Über das durch die Wahrscheinlichkeit gerechtfertigte Maß hinaus vertraue man dann auf die Richtigkeit von Entscheidungen –, wobei immer weniger Sorgfalt auf ihr Zustandekommen verwendet werde. Damit einher gehe eine Art moralischer Degeneration: Die Ausschussmitglieder handeln ohne die Bedenken, die sie als Privatpersonen durchaus hätten.

Money-Kyrles Vorstellung ist nun, die Qualität der Ausschüsse könne dadurch verbessert werden, dass man um diese Mechanismen weiß, sie sich bewusstmacht, sich nicht von der Rede über des Kaisers neue Kleider blenden und einschüchtern lässt, sondern der Wahrnehmung der Realität mehr Raum verschafft. Dies bedeutet, dass wir uns immer wieder aktiv um ein möglichst sachgerechtes, bedachtes Arbeiten in Institutionen bemühen müssen, die Prozeduren dahingehend bedenken, ob sie einem solchen Ziel eher zu- oder abträglich sind, und besonders aufmerken müssen, wenn unter der Hand Verschiebungen in Richtung eines »wissenden« Verurteilens stattfinden – statt abwägender Argumentation.

Claudia Frank

Literatur

Frank, C. (2018), Intrapsychische Megalomanie als eine Form der Rebellion gegen Endlichkeit. Konzeptuelle Überlegungen und klinische Illustration. In: B. Unruh et al (Hg.): Rebellion gegen die Endlichkeit. Gießen: Psychosozia, 230–240.

Sayers, J. (2018), Psychoanalysing Social Issues: Robert Still and the Imago Group. Psychoanalysis and History 20:191-–203

Weiss, H. (2020), Three contributions on psychosis: A brief introduction. Intern. J. Psycho-Anal. 101:128–135

Kapitel 4

Größenwahn[1]

Wirft man aus einem vergleichsweise aufgeklärten Zeitalter einen Blick zurück, wirkt die extrem heftige Opposition gegen die einfachen und mittlerweile nahezu offensichtlichen Wahrheiten, mit denen uns Kopernikus, Darwin und Freud konfrontiert haben, geradezu unerklärlich – oder vielmehr würde sie so wirken, hätte Freud sie nicht schon als die unvermeidliche Antwort der Menschheit auf ihre drei größten narzisstischen Kränkungen erklärt. Nach meiner Hypothese, die ich hier vorstellen möchte, ist dieser Narzissmus ein psychotischer Zug, der, wenn auch vielleicht in anderer Gestalt, unter uns immer noch sehr verbreitet und in unserer Spezies so allgegenwärtig ist, dass er üblicherweise nicht nur als ›normal‹ gilt, sondern sogar als essentieller Teil der Gesundheit.

Was ich meine, lässt sich leicht bei jenen Patienten erkennen, deren Störung in einem ›Verlust an Selbstvertrauen‹ zu bestehen scheint. In diesen Fällen wird die Analyse wahrscheinlich ergeben, dass ihr früheres ›Selbstvertrauen‹ mehr umfasste als eine gerechtfertigte Einschätzung ihrer Fähigkeiten in Relation zu ihren Aufgaben. Der besondere Wert, den sie sich selbst zugeschrieben hatten, hatte eine manische Qualität, mit der ein Gefühl der Minderwertigkeit abgewehrt werden sollte, also einer Einschätzung, die sich nur gradweise, aber nicht inhaltlich von einem Größenwahn unterscheidet. Für diese Patienten war ihre ›Selbsttäuschung‹ Teil ihrer Gesundheit, und sie hoffen, dass der Analytiker sie ihnen wieder zugänglich machen wird. Darüber hinaus teilen auch ihre Freunde und Verwandten diese Auffassung voll und ganz. Auf der Basis einer hohen Meinung von

1 Den Titel und zu einem großen Teil auch das Thema dieser Arbeit entnahm ich einer Bemerkung Dr. D. Meltzers in seinem Vortrag über prähistorische Höhlenmalereien, den er im Frühjahr 1962 vor der Imago Group in London hielt. Die vorliegende Arbeit wurde derselben Gruppe im Frühjahr 1963 vorgetragen.

sich selbst, nach Einschätzung des Analytikers einer überhöhten Meinung, hatten sie früher erfolgreich – vielleicht sogar brillant – funktioniert. Kein Wunder, dass dann alle, außer dem Analytiker, diese ›gute‹, in Wirklichkeit übertriebene und so wahnhafte Selbsteinschätzung für ein Merkmal der Gesundheit halten.

Das wahnhafte Element in einem übersteigerten Selbstvertrauen ist aus der klinischen Arbeit bekannt. Es entstammt einer besonderen Form der Identifizierung mit bewunderten Personen. Im Extremfall wird dies ganz offensichtlich, wenn nämlich jemand glaubt, er sei eine bewunderte historische Figur oder sogar Gott. In ihrer unbewussten latenten Form entspringt sie einer besonderen Art von Identifizierung mit den Eltern und, wie Melanie Klein meinte, letztlich mit der nährenden Brust. Ihre wahnhafte Qualität wird deutlich, wenn man sie mit der Internalisierung der Elternfiguren als Überich vergleicht und die Grenze zum Ich intakt bleibt. Das Wahnhafte entsteht nur dann, wenn diese Grenze aufgehoben ist, weil das Ich neidisch in das Überich eingedrungen ist und die Großartigkeit für sich selbst in Anspruch nimmt. Oder wenn das Ich sich in der Phantasie das Überich einverleibt hat, wie Freud es bei seiner Rekonstruktion der Totemmahlzeit herausgearbeitet hat. Wahnhaft ist in beiden Fällen nicht der *Wunsch* nach der beneideten Identifizierung mit dem, was in der inneren – so wie früher in der äußeren Welt – Säugling und Eltern (oder Teilobjekt) waren, *sondern die Behauptung, dass diese Identifizierung eine Tatsache sei.*

Bis zu einem gewissen Grad ist diese Wahnvorstellung meines Erachtens bei einem Säugling unvermeidlich. Vielleicht könnte er sonst das Gefühl der eigenen Hilf- und Bedeutungslosigkeit nicht ertragen. Was ich sagen möchte, ist, dass die menschliche Rasse insgesamt unfähig zu sein scheint, diese Vorstellung zu überwinden.

Kleidung und die Illusion der Gottgleichheit

Anthropologisch gesehen scheinen wir uns, zumindest seit wir begonnen haben, unsere Nacktheit mit Kleidern zu bedecken, dieser Illusion hingegeben zu haben. Auch wenn Bekleidung als alloplastische Anpassung an die Kälte genutzt wurde, entspringt die Idee, sich ihrer zu bedienen, ziemlich sicher dem Impuls, sich mit bewunderten Tieren zu identifizieren, die als potente Elternsymbole verehrt und getötet wurden, um sich dann ihr Fell überzuziehen. Derartiges findet sich bis heute in den Ritualen primitiver Völker, die sich nur zu diesem Zweck bekleiden. (Die Sitte, durch rituelle Tänze und Kostüme die Kreativität elterlicher Figuren nachzuahmen und sich anzueignen, entstand wahrscheinlich um dieselbe Zeit.)

Es lässt sich kaum bezweifeln, dass Kleidung für uns immer noch eine ähnliche Bedeutung hat – außer dass wir jetzt mit ihr den Unterschied zwischen uns und niedrigeren Tieren unterstreichen statt wie früher die Identität mit Tieren, die höherstanden als wir. Allerdings konnte in der griechischen Kultur die Nacktheit ihre eigene Form der Apotheose erreichen, wenn es die Nacktheit eines Athleten oder einer Statue war, welche die ›göttliche menschliche Form‹ idealisierte. Unbekleidet zu sein, erinnert uns in der Regel an unsere Verwandtschaft mit anderen Tieren. Den Abstand zu ihnen unterstreichen wir, wenn wir bekleidet sind und damit den Anspruch erheben, nicht nur eine besonders kluge Tierart zu sein, sondern auch mehr als ein Tier. Allerdings sind wir gegenüber dieser Selbsttäuschung ambivalent; uns gänzlich von dem Tierischen in uns loszusagen, würde bedeuten, die körperliche Basis unserer Sexualität zu verlieren. Es gibt Zeiten, in denen wir uns unserer Kleidung entledigen und die irrige Vorstellung loswerden wollen, die durch sie unterstützt wird.

Aber noch einmal zurück zur Selbsttäuschung. Sie wird noch deutlicher bei der Kleidung von Amtsträgern. Die Robe des Richters symbolisiert nicht nur, dass er ein ausgebildeter Jurist ist, sondern der Gesetzgeber selbst in all seiner Majestät. Unabhängig davon, ob er nun selbst als Individuum an dieser Selbsttäuschung festhält und sich persönlich gestärkt fühlt, wird diese Meinung ganz sicher unbewusst von den meisten im

Gerichtssaal geteilt. Sie erleichtern ihm seine Aufgabe, indem sie ihm mit Ehrfurcht begegnen.

Das bringt mich auf einen weiteren Punkt: die Wirkung der Kleidung nicht nur auf den, der sie trägt, sondern auf die, die ihn darin sehen. Da Kleidung ein wichtiges und vielleicht das früheste ›Statussymbol‹ ist, können sich zwei (bekleidete) Menschen kaum begegnen, ohne, zumindest bei ihrer ersten Begegnung, um ihren ›relativen Status‹ zu wissen. Es gibt viele soziale Anlässe, bei denen Menschen sich große Mühe geben, sich ähnlich anzuziehen, weil sie damit zum Ausdruck bringen wollen, dass alle den gleichen Rang einnehmen. So wird keinem das Gefühl abgesprochen, besonders wichtig zu sein. Aber wenn sich zwei Menschen begegnen, deren Kleidung auf eine unterschiedliche Stellung in der Rangordnung hinweist, dann kann sich der eine in seinem Gefühl der Überlegenheit bestätigt fühlen, während der andere es verlieren könnte. Es könnte auch Situationen geben, in denen sich keiner der beiden so fühlt. Falls aber ein gewisser Grad an Größenwahn in unserer Spezies nahezu universell ist, dürfte das selten der Fall sein. Üblicherweise dürfte es keinem der beiden besonders schwerfallen, sich die Einstellung zu eigen zu machen, die in dieser Situation von ihnen erwartet wird. Wer als höhergestellt gilt, erhält Respekt und fühlt sich in seiner Meinung bestätigt, er sei höhergestellt; er verhält sich dann liebenswürdig, wenn auch vielleicht etwas gönnerhaft. Der andere kann, gerade weil er auch selbst sein Gegenüber in gewisser Weise für einen Supermann hält, ihn dann als solchen idealisieren und sich im Widerschein seiner Herrlichkeit sonnen, womit er dann sein Gefühl, an Status verloren zu haben, kompensieren kann. Natürlich gibt es auch andere Beispiele. Manchmal steigt derjenige mit dem höheren Status freiwillig von seinem Podest, um dem anderen die Betroffenheit zu ersparen, selbst herabsteigen zu müssen. (Sich so zu verhalten, gehört traditionell zu einem guten Benehmen.) Oder der andere mit dem niedrigeren Status könnte, wenn er zu sehr von Neid geplagt wird, versuchen, auf seinem eigenen Podest stehen zu bleiben, indem er den anderen hinabstößt. (Und das gilt natürlich traditionell als schlechtes Benehmen.)

Status als Gewand

Das bis jetzt Gesagte beinhaltet, dass der Status, unabhängig davon, ob er durch Kleidung symbolisiert wird oder nicht, selbst eine Art Gewand ist – eine Bekleidung, die, obwohl immateriell, denjenigen verändert, der sie trägt.

Die Organisation einer Gesellschaft besteht aus der Zuteilung von Statusrollen an Einzelne. Es ist eine Tatsache, dass ein bestimmtes Individuum eine bestimmte Rolle spielt und spielen soll – zum Beispiel die eines Richters. Und es ist eine Tatsache, dass diese Person vergleichsweise seltene und spezifische Qualitäten haben muss, um für diese Rolle kompetent zu sein. Und es ist auch eine Tatsache, dass sich diese Rolle verändert, wenn jemand zum Beispiel von einem ›queen's counsel‹ zu einem ›queen's judge‹[2] ernannt wird. Vermutlich hat sich aber an seiner Kompetenz für die neue Rolle in dem kurzen Zeitraum vor und nach seiner Berufung nicht viel verändert. Das sind die Tatsachen. Angesichts der subtilen Veränderung in der Beziehung zu seinen Kollegen könnte man aber auf eine weitverbreitete unbewusste und irrtümliche Auffassung schließen, dass er nämlich mit seiner neuen Statur gewachsen sei. Diese Vorstellung entspricht, auch wenn sie nicht ganz so offensichtlich zum Ausdruck kommt, der früheren Behauptung von der Gottgleichheit eines Königs, kaum dass er die Thronfolge angetreten hat; und das gilt, meine ich, bei jeder Erhöhung des Status. Selbst wenn in dieser Situation nicht in Roben und Amtsinsignien ›investiert‹ wird, wirkt das Erreichen eines höheren Status, als ginge es dabei nicht nur um die Übernahme einer gewichtigeren Rolle, sondern als schlüpfe jemand in eine andere Haut, die den Amtsinhaber in ein edleres Tier verwandelt. Oder anders gesagt beinhaltet das ganze Konzept eines Status, im Unterschied zu dem einer Rolle, üblicherweise etwas von einem Irrglauben.

2 Anm. d. Ü.: Vergleichbar mit der Position eines Staatsanwalts und eines Richters an einem Bundesgericht.

Statusvergleiche und wahnhaftes Minderwertigkeitsgefühl

Allerdings ist dies nur die eine Seite des Bildes. Da alle Statusformen relativ sind, beinhaltet ihr Vergleich meines Erachtens nicht nur eine einfache, sondern eine doppelte Täuschung – eine wahnhafte Unterlegenheit auf der einen, eine wahnhafte Überlegenheit auf der anderen Seite.

Natürlich können Menschen gefühlsmäßig sehr unterschiedlich reagieren, wenn ihnen ein Unterschied im Status klar wird. Mitgefühl mit jemandem, der vermeintlich minderwertig ist, kann genauso verbreitet sein wie Arroganz oder Verachtung; und andererseits können so angenehme Gefühle wie Bewunderung und Dankbarkeit überwiegen und stärker sein als das unangenehme Gefühl der Unterlegenheit oder stärker als Hass- und Neidgefühle. Mir geht es zunächst um die Reaktion auf tatsächlich vorhandene oder nur vermutete Arroganz und Verachtung, und ich möchte herausfinden, aus welcher Quelle sie stammen. Wir könnten damit beginnen, dass der Gedanke an eine Minderwertigkeit sehr oft mit Schmutz assoziiert wird. Zur niedrigsten und am meisten verachteten Kaste in Indien gehören, so weit ich weiß, Klofrauen, Straßenkehrer, Totengräber und all jene, deren Arbeit direkt mit Abfällen und Verwesendem zu tun hat. Und im Allgemeinen gelten das ›Proletariat‹ und die ›Massen‹, wann immer diese Begriffe verächtlich benutzt werden, als ungewaschen. Der Aristokrat rümpft buchstäblich die Nase und reckt sie in die Luft, um solche Leute nicht riechen zu müssen.

Derartige Überlegungen könnten vielleicht schon für eine Antwort reichen, denn eigentlich ist es etwas, das wir bereits wissen und an das wir nur erinnert werden müssen. Im Leben jedes Babys gibt es den Moment, in dem allmählich das Gefühl, eins mit der guten Brust zu sein, ersetzt wird durch das Gefühl, zu zweit zu sein, für den Säugling ein bedrohliches Gefühl, weil alles Gute von der Mutter und ihrer Milch kommt und er selbst nur Dreck produzieren kann. Um diesem unangenehmen Gefühl zu entgehen, kann er sich verschiedenen Täuschungen hingeben. Eine der häufigsten ist, dass die Fäzes letzten Endes doch etwas Gutes sind, eigentlich sogar eine besonders wertvolle Substanz, ohne die nichts zustande käme. Zum Beispiel träumte eine Patientin, dass sie einem Polizisten

›Würstchen‹ gibt, die er an zwei Frauen weiterreichen soll, die sie haben möchten – was sich in der Analyse als die Phantasie herausstellte: Falls ihre Mutter (dargestellt durch die beiden Frauen oder Brüste) sich Babys wünschte, könnte sie die nur bekommen, wenn das Kind seine (Hunde-) Fäzes dem Vater gäbe (dargestellt durch den Polizisten mit seinem phallusartigen Helm) und dieser sie wiederum der Mutter überreichte. Aber mehr noch beschäftigt mich hier, dass diese irrige Vorstellung die unangenehme Wahrheit noch auf eine andere Weise umgeht, nämlich durch eine direkte Rollenumkehr: Das Baby projiziert sich selbst in die Brüste und wird so in der Phantasie zu der einzig wertvollen Person. Zum Beispiel träumte diese Patientin, dass sie einen Pelzmantel trug, der ›Tausende wert‹ war, während sie die beiden Frauen an ihrer Seite als ›alte Kühe‹ bezeichnete. Aber die Tatsache, dass der Mantel Flecken hatte, zu denen der Patientin Fäzes einfielen, verwies darauf, dass sie sich untergründig darüber im Klaren war, dass ihre grandiose Phantasie eine Selbsttäuschung war, um sich die unangenehme Wahrheit nicht eingestehen zu müssen.

Ich sprach von einer unangenehmen Wahrheit – denn es stimmt, dass die Brüste der Mutter Milch geben und aus dem Po des Babys Fäzes kommen und nicht anders herum. Aber wenn sich die verdrängte Verachtung des Babys sich selbst gegenüber auf diese Wahrheit auswirkt, wird sie zum Teil einer anderen, entgegengesetzten Täuschung, nämlich dass die Mutter in dem Baby *nur* ein verächtliches Objekt sieht. Auch dies scheint in dem Traum aufzutauchen, wenn das Baby, dargestellt im Bild des Mantels mit den dunklen braunen Flecken, nichts anderes ist als eine Menge dreckiger Löcher.

Dieser Mechanismus ist so wichtig für meine Hypothese, dass ich, bevor ich fortfahre, noch ein weiteres Beispiel dafür anführen möchte, wie ein Baby sein eigenes Hinterteil idealisiert und glaubt, sie seien den Brüsten der Mutter überlegen. Ein Patient, der an einer Mischung aus Arroganz und Minderwertigkeitsgefühlen sowie an verdrängten passiv homosexuellen Neigungen litt, träumte von einem jungen ›Regency Buck‹,[3] der, als er zur ›varsity‹[4] ging, sehr stolz einen Hut trug, den ihm seine Mutter geschenkt

3 Anm. d. Ü.: Nach dem Roman von Georgette Heyer (dt.: Die Jungfernfalle), der Anfang des 19. Jahrhunderts im damaligen London spielt.

4 Anm. d. Ü.: Altertümliche englische Bezeichnung für Universität.

hatte. Von vorne war der Hut gebogen wie ein ›Bowler‹, von hinten gerade wie ein ›top hat‹ (Zylinder) und sehr groß. Zu dem gebogenen Teil fielen ihm sofort Brüste ein, die er für sein Gefühl von seiner Mutter bekommen hatte. Weitere Nachfragen ergaben, dass ihn die Form des Hutes insgesamt mehr an einen kleinen homosexuellen Jungen erinnerte, der stolz sein Hinterteil präsentierte und bewundert werden wollte. Es wurde klar, dass die Arroganz des kleinen Jungen in ihm letztlich auf der irrigen Vorstellung beruhte, dass sein Hinterteil für Männer (insbesondere natürlich für seinen Vater) besser und attraktiver war als die Brüste seiner Mutter – oder mehr noch, dass seine Pobacken diese Brüste *waren.* Tatsächlich aber verachtete er passiv-homosexuelle Studenten sehr und fand deren Eitelkeit völlig ungerechtfertigt. Anders ausgedrückt, verachtete er diesen Selbstanteil sehr und fand ihn wertlos: Im Traum hatte er versucht, ihn loszuwerden, indem er dem ›Regency Buck‹ das Aussehen eines anderen Studenten gab – eines Freundes, zu dem er sich ambivalent hingezogen fühlte.

Vielleicht ist damit schon genug gesagt über das Vorhandensein und die Entstehung dieser Art von doppelter Selbsttäuschung: einerseits ein Selbst, das über außergewöhnliche Vorzüge verfügt, andererseits ein völlig entwertetes Selbst. Das Phänomen erweist sich im Verlauf der Entwicklung natürlich noch als sehr viel komplexer, da der gleiche neidische Mechanismus, der mit dem Anspruch auf die Brüste beginnt, später auch allen anderen beneideten Objekten gilt. Da es ein latentes Wissen gibt, dass diese Ansprüche nicht gerechtfertigt sind, verschlimmert sich das zugrunde liegende Gefühl der Wertlosigkeit nur noch – und wird noch stärker, weil die Entwicklung der Liebesfähigkeit dem Drang nach der ersehnten Verehrung geopfert wurde. Deshalb muss es, um an der irrigen Vorstellung besonderer Verdienste und dem Gefühl, dafür verehrt oder zumindest bewundert zu werden, festhalten zu können, ein Objekt geben, auf das die gegenläufige Selbsttäuschung der Wertlosigkeit projiziert werden kann. Das Statusgerangel später im Leben dient zu einem großen Teil diesem Zweck. Es gilt, immer wieder einen höheren Status zu erreichen, um den verachteten Selbstanteil, der ständig aufzuholen versucht, in dem relativ gesehen niedrigeren Status, der dann gerade überwunden wurde, zurücklassen zu können.

Die Projektion der Minderwertigkeit und das Konzept der Beleidigung

Wenn eine verborgene, aber wesentliche Funktion beim Erreichen eines höheren Status darin besteht, dass das verachtete oder minderwertige Selbst passiv in den Menschen zurückgelassen wird, die weiterhin den niedrigeren Status einnehmen, dem das überlegene Selbst erfolgreich entstiegen ist, dann kann dieses Ziel auch durch andere Mittel erreicht werden, die aktiv und aggressiver eingesetzt werden, aber deutlich weniger anstrengend sind. Denn jeder kann sie nutzen und ohne große Anstrengung einen höheren Status erreichen, der die Technik beherrscht, den niedrigeren Status in andere zu projizieren. Und für alle, die sich im Schweiße ihres Angesichts für mehr Ansehen abgemüht haben, ist es sehr bitter, wenn jemand, der sich nie für etwas anstrengen musste, sie ihrer psychologischen Belohnung beraubt und ihnen das Gefühl gibt, weniger wert zu sein.

Bei genauerer Analyse sind die einzigen Figuren, die jemandem die Illusion seiner eigenen Herrlichkeit rauben können, das eigene Überich – meistens ist es der Aspekt des Überichs, in den intrapsychisch der Neid projiziert wurde – und das neidische Es. Deshalb werden diejenigen in der Außenwelt, die absichtlich so zu handeln scheinen, manchmal schlecht gemacht. Menschen, die einen gewissen Grad an Gelassenheit erreicht haben, könnte man fälschlicherweise für arrogant halten und mit einem Überich gleichsetzen, das dem Ich entschieden seinen Platz zuweist, oder mit einem Aspekt des Es, der aus verschiedenen Gründen dasselbe erreichen möchte. Die Intention ist jedenfalls sehr häufig zu beobachten – bei einem Verhalten, das man einem bewusst oder unbewusst ›Minderwertigkeit projizierenden Überich‹ oder einem neidischen Es zuschreiben könnte.

Diese Form der projektiven Identifizierung, bei der es jemandem gelingt, sein minderwertiges Ich loszuwerden und in einem Anderen unterzubringen, der sich dann tatsächlich unterlegen fühlt, kann so subtil ablaufen, dass noch nicht einmal der Aggressor, geschweige denn sein Opfer, bewusst merkt, was gerade abläuft – obwohl beide sehr wohl merken, wie sich diese Situation auf ihre Gefühle auswirkt.

Am leichtesten gelingt dies meines Erachtens allen, deren Selbsttäuschung über ihre höheren Verdienste – identifiziert mit ihrem eigenen Überich – so absolut ist, dass sie sich der Unzulänglichkeiten, die sie unbewusst an andere weitergeben, die sich dann unzulänglich fühlen, niemals bewusst sind. Tatsächlich verhalten sie sich in einer Art und Weise, die, wäre sie bewusst, als absichtlich beleidigend erkannt würde, die aber, da sie unbewusst ist, so gut verborgen ist, dass das Opfer ihr weder etwas entgegensetzen noch sie vergelten kann.

Bei anderen dagegen, deren Bedürfnis nach Überlegenheit zwar genauso ausgeprägt ist, aber nicht von einer entsprechend massiven Selbsttäuschung gestützt wird, kann ihr beleidigendes Verhalten, wenn sie ihr Ziel durchzusetzen versuchen, klar als das erkannt werden, was es ist – selbst wenn es nicht bewusst ist – und eine deutlichere Reaktion hervorrufen.

Ich meine, dass unsere übliche Reaktion auf eine Beleidigung, die als solche erkannt wird, etwas spezifisch Menschliches ist und ihrerseits nur die Illusion unserer Erhabenheit bestätigt, unter der wir alle, mit wenigen Ausnahmen, mehr oder weniger ausgeprägt zu leiden scheinen. Andere Tiere reagieren auf eine Verletzung genau wie wir. Vielleicht außer bei Hunden, die durch entsprechende Züchtung und den engen Kontakt zu Menschen so viele menschliche Züge erworben haben, bezweifle ich, ob irgendein anderes Tier auf eine Beleidigung, die nicht mit einer Verletzung einhergeht, ähnlich reagiert wie wir. Nur wer Ansprüche hegt, kann sich beleidigt fühlen. Und wer beleidigt wird, hat sofort die Antwort parat: »Verdammt nochmal, was glauben Sie eigentlich, mit wem Sie es zu tun haben?« In dieser Reaktion verrät sich sein Anspruch, ›jemand‹ zu sein, also mehr zu sein als ohne dieses mystische Gewand seines Status. Es ist noch nicht so lange her, dass unter ›Gentlemen‹, also Menschen mit diesem Status, die Herausforderung durch eine Beleidung nur durch Blutvergießen gesühnt werden konnte. Viele Menschen wurmt eine Beleidigung, für die sie sich nicht gerächt haben, zeitlebens.

Im Unterschied dazu gibt es Menschen, die gar nicht in der Lage sind, sich beleidigt zu fühlen, weil entweder ihre Eitelkeit durch nichts zu erschüttern ist – wozu eine Portion unerschütterlicher Selbsttäuschung gehört – oder weil sie sich tatsächlich so akzeptieren, wie sie sind und sich gar keinen Täuschungen hingeben, die erschüttert werden könnten. Da absichtliche Beleidigungen ihnen nichts anhaben, stehen sie auch nicht unter dem Druck, sie zu erwidern. Vielleicht bezog sich die im Neuen Testament gelobte ›Sanftmut‹ auf Menschen dieser Art – und nicht, wie der Begriff heute nahelegt, auf Menschen, die um jeden Preis Pazifisten sind. So oder so zielte die Predigt auf den Stolz, der sich von einem normalen Selbstwertgefühl dadurch unterscheidet, dass er Ansprüche hegt und nur aufrechterhalten werden kann, wenn jede Beleidigung prompt zurückgewiesen wird.

Bleibt noch die Aufgabe, dieses Rangeln um einen Status in der äußeren Welt mit Prozessen zu verknüpfen, die in der inneren Welt zwischen dem Ich, dem Überich und dem Es ablaufen. Denn vieles an diesem Gerangel kann als ›Ausagieren‹ einer inneren Situation gesehen werden, in der das Ich neidisch versucht, die erhabene Position des Überichs an sich zu reißen, während das Es damit beschäftigt ist, beide aus Neid zu zerstören. Wenn diese vielleicht übermäßig vereinfachte Formel zutrifft, muss sich das Ich, sobald es sein Ziel erreicht hat, nicht nur gegen einen potenziellen Feind, sondern gegen zwei Feinde wehren: gegen das Überich, das sich, insofern es viel vom Neid des Es enthält, in Frage gestellt fühlt und wie ein eifersüchtiger Gott verhält, der allein das Recht auf Allmacht und Allwissen hat; und gegen das Es, das bis zu einem gewissen Grad immer die Quelle für destruktiven Neid bleibt und deshalb das Ich, das sich mit dem beneideten Überich gleichsetzt, erbarmungslos für jeden Erfolg attackiert. Projektion ist die primäre Abwehr, zu der das Ich in dieser Situation greift, sodass es die feindseligen Anteile sowohl seines Überichs als auch seines Es dann in den Menschen verortet, von denen es, oft fälschlicherweise, annimmt, dass sie etwas gegen seinen Status haben.

In zwei Träumen eines Patienten wird die intrapsychische Natur dieser beiden Gefahren deutlich. In dem einen Traum verhält sich ein junger Mann, der meines Erachtens leicht als ein neidischer Es-Anteil des Träumers zu identifizieren ist, sehr flegelhaft und beleidigend gegenüber einem hochrangigen Beamten, der ganz klar für sein elterliches Überich steht. In dem anderen glitt ein Baby-Hai, der das Baby-Selbst des Träumenden zu verkörpern schien und neidisch mit dem väterlichen Phallus identifiziert war, rasch über den Strand in Richtung Meer, das seine Mutter symbolisierte. Aber kurz bevor der kleine Hai das Wasser erreichte, wurde er von zwei Polizisten, eindeutig als Überich-Figuren erkennbar, gefangen und sein Inneres nach außen gestülpt. Zur Überraschung des Träumers blieb nur die Haut übrig. Während also im ersten Traum das neidische Es das beneidete Überich angreift, attackiert im zweiten Traum das neidische Überich das Ich, das sich mit ihm zu identifizieren versucht hatte.

Der zweite Traum veranschaulicht auch sehr schön meine Hypothese über die Bekleidung. Der Status und die ihn symbolisierenden Roben erscheinen als das, was sie meiner Auffassung nach oft sind: eine Haut, die ihr Träger sich angeeignet hat.

Der Status von Institutionen

Wenn jemand oft darauf eingestellt ist, seinen Status, notfalls sogar mit seinem Leben, zu verteidigen, kann er noch empfindlicher oder auch mutiger reagieren, wenn es um den Status einer Institution geht, der er angehört, weil dann noch andere Loyalitäten ins Spiel kommen. Denn wie sorgfältig auch immer wir eine Institution im Hinblick auf ihre Mitglieder, deren Rollen und das Verhältnis dieser Rollen untereinander sowie im Hinblick auf ihre Nicht-Mitglieder definieren, so sprechen und denken wir über sie wie über ein Super-Individuum – also wie etwas mit Ansprüchen, an denen festzuhalten ist. Zwar geht es hier um eine komplexere Psychologie, doch beruht sie meines Erachtens im Wesentlichen auf den gleichen Wurzeln. Man könnte sagen, dass der Größenwahn des Einzelnen verschwunden zu sein scheint, weil er in die Institution projiziert wurde. Doch scheint er auf subtile Weise wiederzukehren, weil der Einzelne das Gefühl hat, ›in‹ der Institution zu sein und damit erneut arrogant, nicht nur stolz, mit ihr identifiziert ist. Deshalb kann er, sollte sie beschämt werden, akut darunter leiden, wenn er sich nicht umgehend an jedwedem rächen kann, der sie beschämt zu haben scheint.

Das gilt insbesondere dann, wenn es sich bei der Institution um einen souveränen Staat handelt – um einen Leviathan wie bei Hobbes. Man könnte sich fragen, wie viele der historischen Kriege nicht nur zur Selbstverteidigung oder aus aggressiv verfolgtem Eigennutz geführt wurden, sondern auch aus Rache für eine Situation, die als nationale Beschämung erlebt worden war. Jedenfalls scheint darin oft die größte Bedrohung zu liegen, wenn man sieht, welche Maßnahmen zur ›Gesichtswahrung‹ für notwendig gehalten und ergriffen werden, wenn die Aufrechterhaltung des Friedens gefährdet zu sein scheint. Wenn dem so ist, ist es ein Beweis für die Arroganz, die auf der Identifizierung der Menschen mit dem unbewussten Bild ihrer Nation als einem Super-Individuum beruht. Auch hier geht es wiederum um den entscheidenden Unterschied zwischen einer Verletzung und einer Beleidigung. Der Impuls, das eigene Land gegen Feinde zu verteidigen, könnte den Impuls symbolisieren, das eigene Überich – sei es väterlich, mütterlich oder eine Kombination aus beidem – gegen feindselige Aspekte des eigenen Selbst zu verteidigen. Aber solange sich der Impuls, sich zu verteidigen, gegen eine Verletzung richtet, muss es nicht um eine Selbsttäuschung gehen. Diese kommt meines Erachtens erst mit der Idee einer Beleidigung ins Spiel, weil diese Vorstellung irrige Ansprüche impliziert – desjenigen, der sich projektiv mit seinem Land als einem äußeren Repräsentanten seines Überichs identifiziert hat. Ich bin der Meinung, dass diese Selbsttäuschung nationale Arroganz hervorbringt, ein Gefühl, das sich nicht nur graduell von nationaler Selbstachtung unterscheidet, die auf dem Wissen um die tatsächlichen Leistungen der eigenen Nation beruht.

Dieses Element einer Selbsttäuschung und die daraus erwachsende Arroganz in Bezug auf die Institutionen, denen wir angehören, ist meines Erachtens der Grund, warum sie häufig nicht gut funktionieren. Das wird nicht nur im Verhalten großer Institutionen wie Staaten deutlich, sondern auch in den Abläufen ganz normaler Komitees – also der Art von Ausschüssen, zu denen fast jeder schon mal gehört hat. Als eine Einrichtung, deren Aufgabe es ist, bei irgendwelchen Fragen die Wahrheit herauszufinden und zu einer Handlungsempfehlung zu kommen, hat sie sowohl große Verdienste als auch weniger leicht zu entdeckende Mängel. Vieles hängt natürlich von ihrer Zusammensetzung ab. Am besten funktioniert sie, wenn sich ihre Mitglieder hinreichend frei von eigenen Statusambitionen auf die Suche nach der Wahrheit machen können und nicht durch den Wunsch nach eigenem Vorankommen beeinträchtigt sind. Wahrscheinlich beruht dann das Ergebnis ihrer gemeinsamen Überlegungen auf einer gesünderen und stabileren Grundlage, als wenn jeder alleine danach gesucht hätte. Eine Gefahr geht von einer möglicherweise wahnhaften Arroganz aus, die vielleicht bei ihren Mitgliedern nur latent vorhanden ist, aber als Gruppenphänomen manifest werden könnte. Sollte es dazu kommen, wird der Ausschuss unbewusst als ein Super-Individuum und daher als unfehlbar betrachtet. Dann übersteigt das Zutrauen in die Richtigkeit der getroffenen Entscheidungen alles, was unter dem Gesichtspunkt der Wahrscheinlichkeit berechtigt gewesen wäre, und dementsprechend lässt die Sorgfalt nach, mit der Entscheidungen getroffen werden. Gleichzeitig – und darüber ist schon viel gesagt worden – kommt es zu einer Art moralischen Degeneration: Die Ausschussmitglieder verlieren bei vielem, was sie als Privatpersonen nur zögerlich oder gar nicht getan hätten, ihre Skrupel. Im Extremfall können sie – oder zumindest kommt es mir so vor – mit der Art von Überich identifiziert sein, das nach Bion eine moralische Überlegenheit ohne jede Moral für sich beansprucht.

Das kann ernsthafte Folgen haben, wenn zum Beispiel die Entscheidungen eines Gremiums Auswirkungen auf das Leben anderer Menschen haben. Früher unterlag das Leben der Menschen viel stärker der Kontrolle von Individuen, die nach Gutdünken mit ihnen verfahren konnten. In der Regel hatte aber jeder, wenn er frustriert war, zumindest die Möglichkeit, diese Abhängigkeit an einen anderen weiterzureichen und sich so schadlos zu halten. Das System, Individuen durch andere Individuen kontrollieren zu lassen, haben wir weitgehend aufgegeben. Da wir aber nicht zu einem archaischen Existenzkampf zurückkehren wollen, waren wir gezwungen, ein Kontrollsystem mit der Hilfe von Komitees einzurichten – insbesondere Auswahlkomitees. Nun unterliegen Komitees weniger irgendwelchen Launen, aber sie nehmen auch weniger menschliche Rücksicht; und wenn sich jemand ungerecht durch sie frustriert fühlt – und sie sind nicht unfehlbar –, gibt es selten ein anderes Komitee, an das sie dann ihre Bewerbung erneut richten könnten.

Daraus wäre nun, meine ich, nicht zu folgern, dass derartige Komitees abgeschafft, sondern dass sie verbessert werden sollten. Der einzige Weg dahin besteht vielleicht darin, die Mechanismen der Schwächen zu veröffentlichen, für die sie anfällig sind. Denn wenn deren Ursache der ungute

Einfluss der *unbewussten* Arroganz auf diejenigen ist, die als Repräsentanten eines Komitees fungieren, und wenn sie als *unbewusste* Phantasie im Gewand eines übermenschlichen Monsters wirksam werden, dann müssten sie nur *bewusst* gemacht werden, und die ganze Fiktion würde mit all ihren Konsequenzen in sich zusammenfallen. Dann würde die Gruppe ganz anders funktionieren, nämlich als eine Gruppe, deren einzelne Mitglieder ihr Gefühl für ihre persönliche Verantwortung nicht verlieren und deshalb sorgsamer zu einer Entscheidung kommen würden, was getan werden müsste, und darüber hinaus eher bereit wären, mögliche Fehler einzugestehen und zu korrigieren.

Das Konzept der Ungerechtigkeit – real und fiktiv

Schließen möchte ich mit einer Bemerkung zur Rolle der – individuellen oder kollektiven – wahnhaften Arroganz als einer Hauptursache für das, was wir Ungerechtigkeit nennen. Bei ›Ungerechtigkeit‹ sprechen wir oft von einer Verweigerung der ›Menschenrechte‹ und lassen dabei viel Raum für die Beantwortung der Frage, worin diese ›Rechte‹ bestehen könnten. Um diese Mehrdeutigkeit zu vermeiden, verwende ich den Begriff in dem Sinn, dass es um nicht mehr oder weniger als die Verweigerung der Anerkennung der menschlichen Qualitäten geht, einschließlich irgendwelcher besonderen Verdienste, die jeder haben kann. Wenn jemand mehr Anerkennung beansprucht als ihm zusteht, wird er jeden oder jede Institution, die sie ihm verweigert, für ungerecht halten, auch wenn dies nicht zutrifft. Ein Großteil der Ungerechtigkeit in der Welt entspricht zweifellos dieser Form: Sie ist ein Produkt der wahnhaften Arroganz derjenigen, die nur deshalb unter dem Gefühl leiden, ungerecht behandelt zu werden, weil sie den Anspruch erheben, in gewisser Weise mehr zu sein als sie sind. Es bleibt dann noch genug an genuiner Ungerechtigkeit aufgrund der wahnhaften Arroganz derjenigen, die Anderen die Anerkennung ihrer spezifischen Verdienste verweigern und sie oft sogar so behandeln, als dürften sie gar nicht den Anspruch erheben, wie Mitglieder derselben menschlichen

Spezies behandelt zu werden. Das heißt, das eigene Gefühl der Wertlosigkeit wird in sie projiziert.

Also lassen sich sowohl das fiktive als auch das reale Gefühl von Ungerechtigkeit, das vielen Menschen – sei es um ihrer selbst willen oder wegen der Institution, der sie angehören – das Leben verbittert und Ursache vieler Konflikte ist, der wahnhaften Arroganz oder, was dasselbe ist, dem Größenwahn zuschreiben, und zwar dem Größenwahn sowohl derjenigen, die unter fiktiven Ungerechtigkeiten leiden, als auch derjenigen, die Anderen gegenüber ungerecht sind. Ich habe die Auffassung vertreten, dass diese Art der Arroganz in unserer Spezies endemisch ist, zumindest seit der Zeit, als wir begannen, unsere Tiergötter nachzuäffen, indem wir sie töteten und ihre Haut zur Bekleidung verwendeten. Die Heilung besteht natürlich nicht darin, uns nicht mehr zu bedecken, sondern darin, uns klarzumachen, dass die Erhabenheit, mit der wir uns psychisch ausstatten, ein fiktives Gewand wie in dem Märchen von des Kaisers neuen Kleidern ist, das nur in unserer Vorstellung existiert.

Einführung zu Kapitel 5

Hatte Roger Money-Kyrle im vorigen Kapitel das selbstverständliche, ich-syntone Leben latent megalomaner Ansprüche in manchen normal und gesund wirkenden Menschen herausgearbeitet, die ggf. über die Vehemenz einer beleidigten Reaktion deutlich werden, so bildet hier nun die manifeste Angst vor dem Kontakt mit Psychose-Kranken den Ausgangspunkt. In Über die *Angst vor Verrücktheit* wird beiden möglichen inneren Beweggründen nachgegangen. Zum einen der Angst, die Psychose sei quasi ansteckend, die Patienten müssten deshalb gemieden bzw. weggesperrt werden. Und zum anderen die Faszination und Verführung, sich diesem machtvollen Modus, der Schmerzfreiheit angesichts schwer erträglicher Realitäten mit den unvermeidlichen Frustrationen verspricht, anheimzugeben.

Grundlage unserer Anfälligkeit für diese ambivalente Einstellung stellen entsprechende Selbstanteile dar. Bion spricht von einem psychotischen und einem nicht-psychotischen Anteil der Persönlichkeit (Bion 1957), Money-Kyrle von Konzeptionen und Misskonzeptionen. Er hatte im Vorjahr (1968, Bd. 3) die kognitive Entwicklung von den konkreten über die ikonischen zu den symbolischen Formen der psychischen Repräsentation dargelegt und beschrieben, wie aversive Impulse, Hass und Neid auf jeder Stufe zu einer Verzerrung der Wahrnehmung der Gegebenheiten führen, so dass beispielsweise eine fruchtbare Urszene als destruktiver Verkehr misskonzeptualisiert wird etc. Entwickelt sich also von Geburt an zum Einen ein gesundes Selbst, das den Kontakt mit den Primärobjekten (prototypisch der Brust) zur Internalisierung eines guten inneren Objekts nutzen kann – ein Konzept einer nährenden konkreten Erfahrung –, so wird zum Anderen auch ein verrücktes Selbst gebildet, wobei dessen Ausprägung individuell sehr variiert. Die gute Erfahrung wird ggf. neidisch angegriffen, woraus Misskonzeptionen resultieren. So wie die konzeptuellen Niederschläge die Erfahrungen mit der Realität in immer komplexerer Weise im Inneren abbilden, so sind die Misskonzeptionen – in unterschiedlichem Umfang –

Teil einer selbst geschaffenen verrückten Welt. Schon Freud war von einer Koexistenz selbst bei halluzinatorischer Verwirrtheit ausgegangen, bei der »in einem Winkel ihrer Seele« sich eine »normale Person« verborgen halte (1940a, S. 132).

Die etwas schematische Beschreibung von einem, wie es im Englischen heißt, *sane and insane self* hilft uns ggf., die verschiedenen psychischen Organisationsformen, in denen diese Elemente unterschiedlich miteinander verknüpft sind, bezüglich ihrer Qualitäten besser zu fassen. Besonders wichtig erscheint mir, wie die verrückten Anteile den gesunden Teil zu berauben und seinen Platz einzunehmen suchen. Es schein therapeutisch höchst relevant, damit zu rechnen, dass dieses verrückte Selbst das Aufkommen eines Gefühls von Unterlegenheit und Minderwertigkeit um jeden Preis zu verhindern sucht. Das verstärkt den Rückzug in eine omnipotente narzisstische Position der Verschmelzung von Selbst und Objekt. Sich die Fehl-Wahrnehmungen der inneren und äußeren Realität einzugestehen, wird u. U. als lebensbedrohlich gefürchtet und entsprechend bekämpft. Wahrzunehmen, dass die Misskonzeptionen keinen zuträglichen Umgang mit Realität ermöglichen, muss dann ggf. wieder massiv verleugnet und negiert werden.

Bei allen Unterschieden sieht Money-Kyrle gewisse Parallelen mit den von Meltzer (1968) beschriebenen süchtigen und perversen Strukturen. Andere von der (angeblichen) Überlegenheit der eigenen Mittel durch Omnipotenz, Drogen bzw. perverse Praktiken überzeugen zu wollen, sei ihnen in gewissem Umfang gemein. Meltzer hat anschaulich beschrieben, wie ein Teil des Selbst unter die Kontrolle der Abwehrorganisation gerät, die sich der Verführung, des Terrors, der Verfolgungsangst und Furcht bedient. Die Tendenz, das Verrückte bzw. Süchtige oder Perverse auch bei Anderen durchzusetzen, macht die Notwendigkeit regelmäßiger Supervisionen der Mitarbeiter auf psychiatrischen Stationen nochmals besonders deutlich. O'Shaughnessy unterstrich mit Rückgriff auf diese Arbeit Money-Kyrles, wie schwer Psychose-Kranke den Kontakt mit ihrer eigenen Verfassung ertragen, sich zum Schutz auf schizoide Mechanismen angewiesen fühlen und doch zugleich ein Verstehen ihrer selbst und ein wahrhaftiges Verstanden-Werden brauchen. Die therapeutische Arbeit mit psychotischen oder Borderline-Patienten ist entsprechend komplex und ungewiss. Gelingt jedoch beispielsweise ein Erarbeiten von Krankheitseinsicht, so ermöglicht dies Patienten einen Zugang, der sie in die Lage versetzt, auf ihre Anfälligkeit anders Rücksicht zu nehmen.

Money-Kyrles Beobachtung, dass in einer Analyse der abgespaltene Selbstanteil eine Metamorphose erleiden kann, verdeutlicht, wie schwierig sich Borderline-Behandlungen gestalten können. Mit Hinweis auf die Arbeiten Rosenfelds und Segals unterstreicht er darüber hinaus das exzessive Evakuieren und Projizieren durch Psychose-Kranke. Entsprechend werden im Gegenüber, im Analytiker heftige Gefühle wach. Wehrt er diese nicht ab, erliegt ihnen aber auch nicht völlig, so besteht für uns als Psychoanalytiker die Chance, mit ihnen zu arbeiten, indem sie dazu genutzt werden können, zu beschreiben, wie und warum der Kontakt mit der emotionalen Wirklichkeit angegriffen wird.

Wie in anderen Arbeiten auch, benutzt Money-Kyrle die Träume eines Patienten als Metaphern, um seine Theorien zu veranschaulichen. Erregung statt sich Ausgeschlossen-Fühlen scheint ein wesentliches Moment in dem geschilderten Fall. Die Phantasie einer Hirnhemisphäre im Hinterteil scheint mit der Idee verknüpft, den Analytiker darüber kontrollieren zu können, statt seine Deutungen aufzunehmen. Können wir auch ein Stück weit beobachten, wie fasziniert Money-Kyrle in der Gegenübertragung ist? Es ist vielleicht in Teilen eine verrückte Idee, das Verrückte völlig verstehen zu können, was den Patienten seinerseits ev. fürchten lässt, der Analytiker mache ihn verrückt.

Claudia Frank

Literatur

Bion, W. R. (1957): Zur Unterscheidung von psychotischen und nicht-psychotischen Persönlichkeiten. In: Bott-Spillius, E. (Hg.): Melanie Klein Heute Band 1, Stuttgart: Klett-Cotta, 3. Aufl. 2002, 75-9975-102.

Freud, S. (1940a): Abriß der Psychoanalyse. GW 17, 63–138.

Meltzer, D. (2002 [1968]): Panik, Verfolgungsangst, Furcht – Zur Differenzierung paranoider Ängste. In: Spillius, E.B. (Hg.): Melanie Klein heute. Bd. 1: Beiträge zur Theorie. Übers. E. Vorspohl. 3. Aufl. Stuttgart: Klett-Cotta, 288–298.

O'Shaughnessy, E. (2019): Forward. In: M. Evans: Making room for madness in mental health. London: Routledge, XXI–XXIII.

Rosenfeld, H. (1952): Bemerkungen zur Psychoanalyse des Über-Ich-Konfliktes bei einem akut schizophrenen Patienten. In: Ders.: Zur Psychoanalyse psychotischer Zustände. Frankfurt a. M.: Suhrkamp, 72–119.

Rosenfeld, H. (1954): Zur psychoanalytischen Behandlung akuter und chronischer Schizophrenie. In: Ders.: Zur Psychoanalyse psychotischer Zustände. Frankfurt a. M.: Suhrkamp, 135–148.

Segal, H. (1956): Die Depression des schizophrenen Patienten. In: Bott-Spillius, E. (Hg.): Melanie Klein Heute Band 1, Stuttgart: Klett-Cotta, 63–74.

Kapitel 5
Über die Angst vor Verrücktheit

Die meisten Menschen haben Angst vor dem Kontakt zu Verrückten – eine Angst, die früher, und manchmal auch noch heute, das Bedürfnis auslöste, sie irgendwohin wegzusperren, wo man sie möglichst vergessen konnte. In einigen primitiven Kulturen allerdings galten die Verrückten als besonders weise oder heilig, und selbst in zivilisierten Nationen wurden sie manchmal als Anführer auserwählt.

Analytisch lässt sich diese ambivalente Einstellung mit der Annahme erklären, dass es immer einen verrückten Selbstanteil gibt – wenn auch in unterschiedlicher Ausprägung bei verschiedenen Menschen –, für den tatsächlich Verrückte leicht stehen können. Darüber hinaus wird der verrückte Anteil oft als stärker erlebt als der gesunde. Man kann ihn durch Projektion loswerden, da sein äußerer Repräsentant in eine Heilanstalt verbannt werden kann. Und manchmal kann man ihm in einer Mischung aus Angst und dem Wunsch, seine Macht zu teilen, auch erliegen.

Mit diesen allgemeinen Überlegungen im Hinterkopf könnte es interessant sein, den Traum eines Patienten genauer zu betrachten, der gerade wegen des Kontakts zu einem Freund beunruhigt war, der eine psychotische Episode hatte:

> Der Träumer stellte zu seinem Entsetzen fest, dass in seiner Nähe ein Paar Basilisken [*cockatrices*][1] oder Salamander nisteten. Ihre Nachkommen würden Vipern sein, die sich überall ausbreiten und alles bedrohen würden. Zuerst konnte man das Nest durch das rechte Fenster hoch oben in einem Baum sehen. Ein Freund machte sich

1 Anmerkung CF: Laut der *Enzyklopädie Britannica* in den Legenden der hellenistischen und römischen Zeit eine kleine Schlange, möglicherweise die ägyptische Kobra, die als Basilikos (»Königskerl«) bekannt war und der die Macht zugeschrieben wurde, alles tierische und pflanzliche Leben durch ihren bloßen Blick oder Atem zu vernichten. Laut *Brockhaus* ein Fabeltier, ein Mischwesen zwischen Schlange, Drache und Hahn mit tödlichem Blick und Gifthauch.

> daran, das brütende Paar zu erschießen – es kam darauf an, sie mit einem einzigen Schuss zu erlegen, denn wenn sie nur verletzt wären, würden sie sich über viele unbekannte Orte verteilen und zu einer tödlichen Gefahr werden. Aber zum großen Ärger des Freundes hält ihn der Träumer vom Schießen ab und wendet sich einem anderen Freund zu, einem Arzt, der stattdessen schießen soll. Inzwischen konnte man das Nest nur noch schwach unten durch das linke Fenster erkennen. Dann folgte eine Nahaufnahme des Nestes. Die Basilisken oder Salamander waren jetzt wie zwei rundliche Nacktschnecken, die etwas zueinander hingebogen waren. Sie bewegten sich ein bisschen und zitterten in einer furchterregenden Weise, die schwer zu beschreiben war. Und der Horror wurde noch durch ihre unnatürliche blaue und violette Farbe verstärkt – allerdings verblasste die Farbe in der Erinnerung des Träumers so rasch, dass er sie nicht mehr klar vor Augen hatte. Während der Arzt mit seinen Vorbereitungen beschäftigt war, zog sich der Träumer in einen Raum zurück, in dem Kinder waren, und schloss die Tür hinter sich – angeblich um die Kinder zu schützen, aber eigentlich, weil er selbst Angst hatte. Inzwischen legte der Arzt ein Papier auf die Monster, schüttete Puder darauf und zündete es an. Die Monster schrumpften rasch ein bisschen zusammen, hielten jetzt still und sahen ziemlich harmlos aus. Aber für einen kurzen Moment tauchte ein kleiner Blechhund in den Flammen auf. Er zitterte, bevor er verschwand, und das sah mitleiderregend aus.

Der Träumer wachte auf, seine Angst war verschwunden, aber er war voller Trauer.

Seine Einfälle wiesen in sehr unterschiedliche Richtungen, was zunächst sehr verwirrend war. Ich werde sie etwas zusammenfassen, sodass sie im Hinblick auf die wichtigsten Themen etwas kohärenter sind – ohne dabei, wie ich hoffe, ihre Bedeutung sehr zu verzerren. (Einige Elemente wie die beiden Freunde, ihre unterschiedliche Art und Weise, mit der Situation umzugehen und meine eigene Rolle in der Übertragung werde ich übergehen, da sie für mein Hauptthema nicht unmittelbar relevant sind.)

Die Monster, oder vielmehr die schreckliche Art, wie sie sich bewegten, als wären sie kaum dazu in der Lage, erinnerte den Patienten daran, dass man ihm einmal Insekten (leather-jackets / Wiesenschnecken-Larven) gezeigt hatte, die in Kornfeldern unmittelbar unter der Erde leben und das Korn fressen. Sie werden durch das Arsen getötet, das man zu diesem Zweck auf das Korn sprüht. Das tötet dann aber auch die Mäuse oder Wühlmäuse, die sich von den Larven ernähren, dann die Falken, die die Mäuse oder Wühlmäuse fressen, und manchmal auch noch die Füchse, die

die sterbenden Falken fressen. In anderen Worten, sie sind in einem destruktiven Prozess progressiver Auslöschung miteinander verbunden.

Ein zweiter Einfall bezog sich auf eine Science-Fiction-Erzählung über riesige Gehirne, die auf einem fernen sterbenden Planeten halb in den Sand eingegraben waren und ein ›Übernahme-Angebot‹ abgaben, weil sie die Erde kontrollieren wollten – ob zum Nutzen der Erde oder ihrem eigenen, blieb erschreckend unklar. Das führte zu einer weiteren Assoziation, den zweiten Gehirnen, die bestimmte Dinosaurierarten im Beckenboden haben.

Nun, die Vorstellung eines Gehirns mit seinen beiden Hemisphären, deren eine im Hinterteil untergebracht ist, lässt sicherlich an einen abgespaltenen verrückten Selbstanteil denken, der über den gesunden Teil dominieren will. Mehr noch, es geht um eine auf phantastische Weise maligne Absicht. Das Ziel, das diese Hemisphären mit ihrer Paarung verfolgen, die eine Horde von Vipern hervorbringt, ist das genaue Gegenteil dessen, was ein normales Elternpaar vorhat: Ihre Absicht ist es nicht, Leben zu schaffen, sondern allumfassenden Tod. Kein Wunder, dass der gesunde Selbstanteil Angst hat.

Aber weitere Einfälle verwiesen eher auf ein depressives Element, nicht auf ein verfolgendes. Die blauen und violetten Farbtöne – das besonders beunruhigende Element in dem Traum – ließen an blaue Flecken oder schlimmere Verletzungen denken, vielleicht an Brüsten, vielleicht an Hinterteilen, vielleicht an Eltern beim Geschlechtsverkehr. Oder anders gesagt, waren auch die Monster in gewisser Weise verletzte Objekte. An dieser Stelle erinnerte sich der Patient an den Anblick neugeborener Welpen, die er als etwa Vierjähriger zum ersten Mal gesehen hatte; sie sahen aus und bewegten sich wie die Monster in seinem Traum. Er meinte auch sich zu erinnern, wie er, eher neugierig als erschrocken, beobachtet hatte, wie unerwünschte Welpen oder Kätzchen ertränkt wurden. Daher das Auftauchen des Hundes – einer großen Hündin, die wie eine Art Kindermädchen für ihn gewesen war – und vermutlich um ihre Welpen trauerte.

Wenn also die Hemisphären eine verrückte, maligne Hintern-Hirn-Kopulation (wie bei bösen Eltern) darstellen, die Zerstörung bewirkt, sind sie doch auch wie das Gehirn eines Babys, das als solches Mitgefühl verdient – ein Aspekt des Baby-Anteils des Träumers (und in zweiter Linie eines Geschwisters).

Es sollte noch erwähnt werden, dass die Verrücktheit des Freundes mit der psychotischen Episode keine detailgetreue Ähnlichkeit mit der ›Bosheit‹ der Traummonster aufwies. Der Freund wollte wirklich erreichen, dass man ihm seine Wahnvorstellungen glaubte, wodurch wiederum diejenigen, die mit ihm in Kontakt kamen, sich in ihrer psychischen Gesundheit bedroht fühlten. Insofern gab es zwischen ihm und dem Träumer eine Gemeinsamkeit, da seine Wahnvorstellungen die paranoide Furcht vor heimlichen mächtigen Feinden einschlossen. Höchstwahrscheinlich waren das Gefühl der Bedrohung und die unbewusste Wahrnehmung dieser Ähnlichkeiten Auslöser des Traums, trotzdem lässt sich kaum bezweifeln, dass das verrückte, maligne Baby-Gehirn ein abgespaltener Selbstanteil des Träumers war. Und damit Teil einer ansonsten vergleichsweise normalen Person war.

Wenn es nun, wie ich am Anfang dargelegt habe, in jedem Menschen einen solchen verrückten Anteil in unterschiedlicher Ausprägung gibt, stellt sich die Frage, warum das zutreffen sollte. Wir wissen heute deutlich mehr als früher über die Intoleranz gegenüber der Realität, die der Flucht in die Psychose zugrunde liegt, und über die in ihr wirksamen Mechanismen, wie zum Beispiel eine exzessive projektive Identifizierung. Hier möchte ich besonders auf die Arbeiten von Bion, Rosenfeld, Segal und anderen verweisen, in denen sie die Überlegungen Melanie Kleins weitergeführt haben. Aber vielleicht lässt sich auch etwas verstehen, wenn man die Frage andersherum formuliert und wissen will, wie es überhaupt dazu kommt, dass irgendein Teil der Psyche je seelisch gesund wird.

David Eder[2] soll gesagt haben: »Wir werden verrückt geboren, entwickeln ein Gewissen und werden unglücklich; dann sterben wir.« Auch wenn dies ein etwas verzagter Blick auf das Leben ist, so trifft doch der erste Teil zweifellos zu. Ob nun die Psyche des Säuglings bei der Geburt desintegriert ist oder unter dem Schock der Geburt desintegriert, so kann doch niemand bestreiten, dass das Neugeborene innerlich in einem chaotischen Zustand ist. Und aus diesem Chaos wird leicht eine Verfolgung. Seelische Gesundheit ist dann nicht etwas, womit wir geboren werden, sondern etwas, das wir in unterschiedlichem Ausmaß mühsam erwerben. Der Prozess beginnt, wie ich denke, mit dem ersten Kontakt zur

2 Anm. d. Übers.: David Eder (1865–1936) war ein britischer Psychoanalytiker.

Brust beziehungsweise Brustwarze, von der es sicherlich eine angeborene Präkonzeption gibt. Aus der konkreten Erfahrung der Internalisierung des ersten guten Objekts entsteht ein Konzept von etwas Realem (nicht Phantasierten); und durch einen Prozess der Aufteilung und Integration dieses ersten Konzepts (einem Prozess, der in seinen frühen Stadien ebenfalls angeboren ist) entsteht allmählich ein konzeptuelles System für die reale Welt und ihr inneres Gegenstück. Man könnte in dem Mythos, dass Gott die Welt aus dem Chaos erschaffen hat, eine phantasievolle Beschreibung dieses Prozesses sehen. In einer früheren Arbeit (»On Cognitive Development«, 1968) habe ich diesen Prozess in etwas weniger bildhaften, aber dafür wissenschaftlicheren Begriffen darzustellen versucht.

Aber die seelisch gesunde Welt absorbiert die chaotische Welt nie völlig. Vielleicht ist sie nie mehr als eine Insel der Normalität in einem Meer aus Chaos, das im Unbewussten weiterexistiert. Unterdessen scheint der chaotische Teil, der nie durch den Kontakt mit der Realität (insbesondere durch eine reale Wahrnehmung der Brust) gezähmt wurde, seine eigene makabre Entwicklung zu durchlaufen. Diese besteht meines Erachtens zunächst einmal aus angeborenen Präkonzeptionen einschließlich der eventuellen affektiven und konativen Reaktionen auf diese; dabei scheinen angsterregende Präkonzeptionen und destruktive Impulse zu überwiegen. Diese paaren sich allerdings nicht auf normale Weise mit realen Wahrnehmungen, um realistische Konzepte entstehen zu lassen. Aber das heißt nicht, dass sie nicht eine Entwicklung durchlaufen. Vielleicht können sie primitive Halluzinationen erzeugen, mit denen sie sich paaren und unterschiedliche Formen von Trugschlüssen hervorbringen. So oder so verläuft meines Erachtens immer neben der Entwicklung eines normalen Selbst in einer normalen Welt in unterschiedlichem Ausmaß die Entwicklung eines verrückten Selbst in einer selbstgeschaffenen verrückten Welt

.Darüber hinaus wird der verrückte Teil als ein bedrohlicher Feind erlebt, der es darauf anlegt, den gesunden Teil seiner Gesundheit zu berauben und sich an dessen Stelle zu setzen.

Wenn es nun tatsächlich das wichtigste Ziel des verrückten Selbstanteils ist, den gesunden Anteil zu übernehmen und zu dominieren, dann gleicht die Beziehungsstruktur zwischen den beiden Teilen der von Meltzer (1968) beschriebenen Struktur, die in Suchterkrankungen und Perversionen wirksam ist – mit Ausnahme der Tatsache, dass die süchtigen oder pervertierten Selbstanteile nicht gefürchtet, sondern akzeptiert werden, weil sie Schutz vor einer bestimmten Form von Verfolgungsangst zu bieten scheinen.

Um zunächst die Ähnlichkeiten aufzugreifen, so vermute ich, ähnlich wie Meltzer, dass das allen gemeinsame ›Übernahmeangebot‹ eine Abwehrreaktion auf eine Bedrohung ist, die für einen Säugling von der Entwicklung eines psychisch gesunden oder normalen Selbstanteils ausgeht. Denn die verrückten, pervertierten oder süchtigen Anteile, deren Herrschaft bis dahin nicht in Frage gestellt worden war, werden dann misstrauisch und befürchten, der Common Sense könnte, auch wenn er noch so gering ausgeprägt und wenig wirksam ist, der omnipotenten und meist destruktiven Phantasie überlegen sein, was hieße, dass gesunde Ernährung (ursprünglich die Milch der Mutter) mehr wert sei als Drogen (ursprünglich vielleicht die Fäzes und der Urin des Babys) und dass normale Sexualität Perversionen überlegen sei, die das angeborene Ziel der Reproduktion nicht erreichen können. Aber was diese höchst primitiven, arroganten und neidischen Selbstanteile am allerwenigsten ausstehen können, ist das Gefühl der Minderwertigkeit. Deshalb werden enorme Kräfte aufgeboten, um die gesunden oder normalen Selbstanteile, von denen die Bedrohung ausgeht, zu konvertieren, zu pervertieren oder zu überwältigen. Da aber das Ziel noch nicht erreicht ist, wenn diese Selbstanteile erobert worden sind, wird darüber hinaus noch versucht, auch andere Menschen zu erobern. Sie alle, Psychotiker, Süchtige und Perverse, sind in unterschiedlichem Ausmaß von Bekehrungseifer erfüllt.

Was nun den Unterschied zwischen den verschiedenen Zuständen betrifft, so scheinen sie mir unterschiedliche Arrangements derselben Elemente darzustellen, sodass Psychosen, Süchte und Perversionen manchmal austauschbar sind. Eine der Schwierigkeiten, sich bei jeder dieser Störungen ein klares Bild von ihrer inneren Struktur zu machen, liegt in der Fähigkeit des abgespaltenen Selbstanteils, eine Metamorphose zu durchlaufen, während er analysiert wird. Zum Beispiel hatte der bereits erwähnte Patient (nachdem sein psychotischer Freund wieder gesund, wenn auch etwas manisch war) in einem langen Traum *akzeptiert, dass ein großer Mann, der wie ein Jäger gekleidet war, ihn in einer Art Streitwagen mitnahm, der von zwei plumpen weißen Pferden gezogen wurde – Pferde, die zwischendurch einmal schwache violette Flecken hatten.* Diese Flecken erinnerten ihn an die blauen und violetten Monster in dem früheren Traum. Der Träumer war dann ganz klar eine Art Patroklos für einen Achilles-Vater (oder älteren Bruder), der seine Feinde erschlug und, nach den Flecken auf den Pferden zu schließen, vermutlich seine Frau (die Mutter des Träumers) schlug. Vergleicht man diesen Traum mit dem früheren, scheinen im ersten Traum Verfolger und Verfolgte in der Figur der blauen und violetten Monster vereinigt zu sein, während sie im zweiten Traum aufgeteilt sind in den sadistischen Jäger oder Wagenlenker und die Pferde mit den violetten Flecken.

Wenn der zweite Traum die Struktur einer sadistischen Perversion hat (der phallische Vater und der Sohn tun sich gegen die Mutter und wahrscheinlich auch gegen ihre anderen Kinder zusammen), enthält der erste Traum, wie ich annehme, die Samenkörner einer masochistischen Perversion. Man bedenke die Rolle des ersten Helfers, der sich daran machte, die Monster zu erschießen, als sie ›hoch oben auf der rechten Seite‹ waren. Und man wird sich daran erinnern, dass die Monster – der verrückte Selbstanteil – als ein kopulierendes Paar dargestellt wurden, das Vipern hervorbrachte, und dass sie ›zweite Gehirne im Beckenboden‹ waren, sich also im Rektum befanden – in der Tat erkennbar als verfolgende Fäzes. Und ›weit oben‹[3] konnten sie durch äußere Kräfte nicht erreicht werden. Wie also sollte man mit ihnen umgehen? Meines Erachtens durch eine zwanghafte und masochistische passive Homosexualität, deren primäres Ziel nicht eine erotische Befriedigung war, sondern die Zerstörung der inneren Verfolger durch einen sadistischen Verkehr – eine verzweifelte, kurzfristig wirksame Maßnahme gegen die Psychose, die dann zwanghaft hätte wiederholt werden müssen. (Der erwähnte Patient war tatsächlich nie, aktiv oder passiv, offen homosexuell gewesen, es gab jedoch Hinweise auf eine latente Homosexualität.) Im Traum wurde diese Lösung allerdings, sehr zum Ärger seines Freundes – letztlich eines sadistischen homosexuellen Selbstanteils – verworfen, weil eine gewisse Ahnung von der eigentlich fäkalen Natur der Verfolger sie ›nach unten‹ holte, wo sie mit ›Papier und Puder‹ angemessener behandelt werden konnten.

3 Möglicherweise auch ein Hinweis auf den ›Vollmond‹, eine Zeit, in der, landläufig gesprochen, Verrücktheit besonders ausgeprägt ist.

Da die Monster auch mit einem Baby-Anteil des Selbst und mit toten rivalisierenden Geschwistern (den ertränkten Welpen) assoziiert wurden, lohnt es sich hier festzuhalten, dass zu den Verfolgern, die der erste Helfer töten wollte, auch deren Geister gehörten, die nach Meltzers Auffassung die allerschlimmsten Schreckensobjekte sind.

Um den Überblick zu vervollständigen, könnten wir uns auch vorzustellen versuchen, wie sich kleinere Veränderungen der verschiedenen Elemente auswirken würden. Zum Beispiel hätte aus der homosexuellen Perversion durch eine Regression von der analen auf die orale Stufe auch eine Suchtstörung werden können – um die inneren Verfolger dieses Mal durch Gift zu zerstören. Oder im zweiten Traum wäre aus dem sadistischen Jäger, wenn er sich nicht mit dem Träumer gegen dessen Mutter (und ihre Kinder, da der Streitwagen ein Heer von Feinden impliziert) verbündet, sondern sie und auch die Kinder vor sich beschützt hätte, ein bekanntes väterliches Überich geworden.

Es scheint also, als könnte durch eine Trennung und neue Zusammensetzung der Elemente, die zusammen ein abgespaltenes inneres Objekt bilden, etwas entstehen, das einmal wie ein verrückter omnipotent destruktiver Selbstanteil wirkt, ein anderes Mal wie ein Heerführer mit sadistischen Neigungen und dann wieder wie ein archaisches Überich, das mit seinen eigenen Mitteln – die es direkt aus dem Es bezieht – den Sadismus des Ich unterdrückt.

Praktisch gesehen sind die Unterschiede allerdings beträchtlich. Der verrückte Tyrann bietet nichts anderes als umfassende Zerstörung; ihm können (wenn er nicht analysiert wird) nur verzweifelte Maßnahmen entgegengesetzt werden – selbstzerstörerische Perversion oder Sucht. Der sadistische Tyrann bietet allen, die ihn als Führer akzeptieren, die Herrlichkeit des Krieges und des Jagens an, woran man festhalten kann, solange die zunehmenden Schuldgefühle verleugnet werden. Das archaische Überich könnte akzeptiert werden, da es vor depressiven Schuldgefühlen schützt, indem es das Ich für seine Destruktivität bestraft. Aber die einzelnen Teile im Kaleidoskop bleiben auch bei einer verwirrenden Abfolge verschiedener Muster gleich.

Postskriptum, 1977

Beim Wiederlesen dieser Arbeit dachte ich daran, dass das von mir beschriebene Bedürfnis des Verrückten, Andere verrückt zu machen, manchmal – vielleicht sogar oft – auch der Wunsch sein könnte, Anderen die Agonie und den Horror des Verrücktseins verständlich zu machen. Für einen Beobachter könnte das schwer zu unterscheiden sein. Aber wenn der Beobachter ein Analytiker ist und der Verrückte sein Patient, dann ist es äußerst wichtig, die richtige Unterscheidung zu treffen.

Ein weiterer Punkt ist, dass der Traum von den Basilisken oder Salamandern auch schlicht als eine ›Fehldarstellung‹ oder ›Misskonzeption‹ der Urszene verstanden werden könnte, wenn die Bewegung dieser Kreaturen – die für den Träumer so erschreckend war – eigentlich die Bewegung der Labien und des Hinterns (oder, auf der Ebene der ganzen Objekte, des Paares) darstellt, bei dem in seinem Erleben nicht normale Babys gezeugt werden, sondern Vipern-Fäzes, welche die Welt nicht vervollständigen, sondern zerstören. Anders ausgedrückt, könnte der Traum auch, unter dem Einfluss von Hass und Neid, die Transformation (Fehldarstellung oder Misskonzeption) eines guten elterlichen Verkehrs in sein destruktives Gegenstück darstellen. Und auch das ist die Art von Hass, von der Verrückte gequält werden.

Einführung zu Kapitel 6

Die Arbeit *Das Ziel der Psychoanalyse* gehört zu den meist zitierten Beiträgen Roger Money-Kyrles. Sie datiert aus der Spätphase seiner Theorieentwicklung und knüpft unmittelbar an seinen grundlegenden Aufsatz *Kognitive Entwicklung* an, den er 1968 veröffentlicht hatte. Dort beschreibt er drei Phasen der psychoanalytischen Theorieentwicklung, die jeweils zu einer Ergänzung und Erweiterung unseres Verständnisses der Arbeitsweise der menschlichen Psyche beigetragen haben. Dabei gehe es aufgrund seiner klinischen Erfahrungen gemäß der letzten dieser drei Phasen in der Analyse vor allem darum, die emotionalen Hindernisse zu verstehen und zu überwinden, die uns daran hindern, das anzuerkennen, was wir eigentlich bereits von Anfang an wissen.

Das angeborene Wissen um diese ›elementaren Lebenstatsachen‹[1] hat, philosophisch gesprochen, den Status transzendentaler Erkenntniskategorien. Das heißt, es handelt sich um apriorische Schemata, Anschauungsformen, Begriffe, die wir als solche niemals erkennen können, die aber allen späteren Realisierungen zugrunde liegen. Sie bilden gewissermaßen die Bedingungen der Möglichkeit unserer emotionalen Erfahrungen. Money-Kyrle vergleicht sie mit Bions (1962) »Präkonzeptionen« oder Platons »Ideen«. Und er kommt nach fast 40 Jahren erneut auf seinen philosophischen Lehrer Moritz Schlick und dessen Theorie – Wissen als Zuordnung verschiedener Elemente zu einer Klasse – zu sprechen. Es ist aber interessant, dass er in seinem Aufsatz weder auf Kants (1781) apriorische Formen der Anschauung noch auf Freuds »Urphantasien« als »phylogenetisch mitgebrachten Schemata« eingeht, die – so Freud – »wie ›philosophische Kategorien‹ die Unterbringung der Lebenseindrücke besorgen« (1918b, S. 155).[2]

1 In der Arbeit von 1968 spricht Money-Kyrle von der »basic structure of all essential facts of life« (S. 420).

2 Freud bezieht sich hier offenbar auf Kants (1781) Kategorienlehre.

Wie schon in seiner Arbeit von 1968 geht es Money-Kyrle um die kognitiven Aspekte des Triebes, die seiner Meinung nach bis dahin zu wenig Beachtung gefunden hätten. Dabei strebt er eine gegenseitige Befruchtung (›*cross-fertilisation*‹) zwischen unterschiedlichen Disziplinen wie der Psychoanalyse, der Philosophie und den Verhaltenswissenschaften an.

Unter den elementaren Erkenntnisakten, die allen Lebenserfahrungen zugrunde liegen, wählt er im Folgenden drei aus: zunächst die Anerkennung der ›Brust‹ als eines äußerst guten Objekts, auf das wir angewiesen sind. Sodann die Anerkennung des elterlichen Verkehrs als eines kreativen Akts, von dem das Kind aufgrund seiner Kleinheit und Unreife ausgeschlossen ist, und damit die Anerkennung der Unterschiede zwischen den Geschlechtern und Generationen. Und schließlich die Anerkennung der Realität der Zeit, d.h. der Vergänglichkeit und der Unausweichlichkeit des eigenen Todes. Letzteres bedeutet, dass alle guten (und schlechten) Erfahrungen im menschlichen Leben endlich sind.

Diese drei elementaren Lebenstatsachen besitzen eine unmittelbare lebensweltliche Evidenz. Dabei lässt Money-Kyrle offen, ob es weitere elementare Lebenstatsachen geben könnte. Ferner betont er, dass der Anerkennung der Realität der Zeit noch einmal eine andere Qualität als den beiden ersten zukommt.

Sich diesen Erfahrungen zu stellen, geht mit dem Verlust von Allmacht und der Anerkennung elementarer Abhängigkeit einher, was insbesondere dann schwerfällt, wenn das Objekt der ersten guten Beziehung nicht sicher verinnerlicht wurde. Verinnerlichung setzt aber die Anerkennung von Getrenntheit und Verlust voraus und mit ihnen all jene Erfahrungen von Enttäuschung, Eifersucht, Neid, Trauer und Schuld, mit denen wir im Leben immer wieder konfrontiert sind. Denn es gibt nach Money-Kyrle keine Trauer ohne Erinnerung, aber auch umgekehrt keine Erinnerung ohne Trauer.

Wenn die Barrieren zur Anerkennung dieser emotionalen Erfahrungen zu hoch sind, besteht die Versuchung, zu einer Abkürzung in Form eines ›scheinbar befriedigenden Ersatzobjekts‹ Zuflucht zu nehmen. Money-Kyrle führt hier den Begriff des ›*spuriously satisfying object*‹ ein, der den verschiedenen ›Misskonzeptionen‹ bzw. Missrepräsentationen der elementaren Lebenstatsachen zugrunde liegt. So könne beispielsweise der Verlust der ›guten Brust‹ durch das Surrogat des eigenen Gesäßes als Quelle unbegrenzter Befriedigung ersetzt werden, wodurch alle Probleme, die mit dem Erleben von Abhängigkeit und Bedürftigkeit einhergehen, scheinbar ›gelöst‹ sind. Er beschreibt die Rolle, die bestimmten Formen von projektiver Identifizierung dabei zukommt und führt die in Freuds Arbeit »Ein Kind wird geschlagen« (Freud 1919e) untersuchte Phantasie als Beispiel für die schrittweise Entstellung und Verdrehung der zweiten Lebenstatsache, der Anerkennung der ödipalen Situation, an. Auch die Reaktionen mancher Patienten auf Ferienunterbrechungen führe dem Analytiker oft die verschiedenen Formen der Verleugnung und Ersatzbildung für das fehlende gute Objekt vor Augen.

In Money-Kyrles Aufsatz von 1971 wird deutlich, wie wichtig die Auseinandersetzung mit den Arbeiten Wilfred Bions (1962) und Donald Meltzers (1966) mittlerweile für die Entwicklung seines eigenen Denkens geworden ist. Gerade zu Meltzer, der auch das Vorwort zu seinen *Collected Papers* schrieb, bestand zu dieser Zeit offenbar eine enge Beziehung.[3] Wie er in seiner Danksagung erklärt, hat er den Text vor der Veröffentlichung mit Hanna Segal diskutiert, deren Gedanken zur »symbolischen Gleichsetzung« und omnipotenten Phantasie seinen eigenen Überlegungen nahekommen (Segal 1957, 1981, 1994).

Wie Money-Kyrle erklärt, stellt die Idee des ›scheinbar befriedigenden Objekts‹ eine Weiterentwicklung seines Konzepts der ›Desorientierung‹ dar, welches er in der Arbeit *Kognitive Entwicklung* (Money-Kyrle 1968) formuliert hatte. Es lässt sich gewissermaßen bereits in Freuds Fetischismus-Arbeit (Freud 1927e) finden und ist klinisch vor allem für das Verständnis von Perversionen und pathologischen Organisationen der Persönlichkeit relevant.

John Steiner (1993, 2020) griff Money-Kyrles klinische Hinweise direkt auf und führte den Begriff ›*turning a blind eye*‹ ein, d.h. der Wirklichkeit ein ›blindes Auge‹ zuwenden. Damit ist eine spezifische Haltung der Halbakzeptanz gemeint, durch die die Lebenstatsachen zugleich anerkannt und

3 Persönliche Mitteilung Meg Harris Williams (2022). Sie berichtet auch, dass Donald Meltzer Roger Money-Kyrle wegen seines philosophischen Wissens, seiner nicht-verurteilenden Haltung und persönlichen Integrität sehr bewundert habe (Harris Williams 2009, S. 3).

heimlich verleugnet werden, ohne dass der Widerspruch erkennbar wird. In Bezug auf die Verleugnung der ersten Lebenstatsache, der Abhängigkeit von der Brust als einem guten Objekt, das nicht unserer Kontrolle untersteht, spricht er von ›narzisstischer Perversion‹. Verdrehungen der ödipalen Situationen liegen den sexuellen Perversionen zugrunde, wohingegen die heimliche Verleugnung der Realität der Zeit zu ›romantischen Perversionen des Zeiterlebens‹ führt, wie sie als zeitlose Zustände in seelischen Rückzugszuständen häufig anzutreffen sind. Steiners Arbeiten sind ein Beispiel dafür, welch kreatives Potenzial in Roger Money-Kyrles Überlegungen von 1971 enthalten ist, welche die Weiterentwicklung der psychoanalytischen Theorie bis in die Gegenwart hinein stimulieren.

Heinz Weiß

Literatur

Bion, W. R. (1962), Lernen durch Erfahrung. Frankfurt a. M. (Suhrkamp), 1990.

Freud, S. (1918b), Aus der Geschichte einer infantilen Neurose. GW., Bd. 12, 27–157.

Freud, S. (1919e), Ein Kind wird geschlagen. Beitrag zur Kenntnis der Entstehung sexueller Perversionen. GW., Bd. 12, 197–226.

Freud, S. (1927e), Fetischismus. GW., Bd. 14, 311–319.

Harris Williams, M. (2009), An Introduction to the Work and Thinking of Donald Meltzer. www.harris-meltzer-trust.org.uk/papers.

Harris Williams, M. (2022), Persönliche Mitteilung.

Kant, I. (1781), Kritik der reinen Vernunft. Erstes Buch. Werkausgabe (Hg. Weischedel, W.), Bd. III. Frankfurt a. M. (Suhrkamp) 1968.

Meltzer, D. (1966), Die Beziehung der analen Masturbation zur projektiven Identifizierung. In: E. Bott Spillius (Hrsg.): Melanie Klein Heute. Bd. 1. Stuttgart (Klett-Cotta), 2. Aufl. (1995), 130–147.

Money-Kyrle, R. (1968), Cognitive Development. Collected Papers, 416-433; dt.: Kognitive Entwicklung (in Bd. 3 der Ausgewählten Schriften).

Rosenfeld, H.A. (1950), Zur Psychopathologie von Verwirrtheitszuständen bei chronisch Schizophrenen. In: Rosenfeld, H.A. (1965): Zur Psychoanalyse psychotischer Zustände. Frankfurt a. M. a.M. (Suhrkamp), 1989, 58–71.

Segal, H. (1957), Bemerkungen zur Symbolbildung. In: Bott Spillius, E. (Hg.), Melanie Klein Heute. Bd. 1. Stuttgart: Klett-Cotta. 3. Aufl. 2002, 202–224.

Segal, H. (1981), Wahnvorstellung und künstlerische Kreativität. Stuttgart: Klett-Cotta 1996.

Segal, H. (1994), Phantasy and reality. Int. J. Psycho-Anal. 75, 395–401.

Steiner, J. (1993), Orte des seelischen Rückzugs. Pathologische Organisationen bei psychotischen, neurotischen und Borderline-Patienten. Stuttgart (Klett-Cotta), 1998.

Kapitel 6
Das Ziel der Psychoanalyse

Obwohl ich versucht habe, diese Arbeit so zu schreiben, dass sie auch ohne Bezugnahme auf meine früheren Arbeiten verständlich ist, so ist sie letztlich doch eine Ergänzung meiner Arbeit über »Kognitive Entwicklung« (1968) geworden.

Das Ziel einer Analyse lässt sich auf unterschiedliche Weise definieren. Eine ist, dass sie dem Patienten helfen soll, emotionale Beeinträchtigungen zu verstehen und damit zu überwinden, indem er etwas entdeckt, was er eigentlich von Anfang an (*innately)* schon weiß. In diesem Beitrag möchte ich versuchen, diese Aussage genauer zu fassen.

Aus meinem Hinweis auf angeborenes Wissen könnte schon hervorgehen, dass mich vor allem der kognitive Aspekt des Triebs (das instinktive Wissen) beschäftigt, der meines Erachtens bis jetzt in der psychoanalytischen Theorie zu wenig beachtet wurde und in dieser Arbeit untersucht werden soll. Aber an dieser Stelle hält mich jene innere Stimme zurück, die alle kennen, die eine Analyse gemacht haben, eine Stimme, die auf eine Fortsetzung der Analyse nach ihrer Beendigung dringt, selbst dann noch, wenn vielleicht die Analytiker gar nicht mehr leben, bei denen die Analyse stattgefunden hat. »Du beanspruchst«, scheint diese Stimme zu sagen, »für dich eine Kreativität, die du uns absprichst: Du willst das Kind, das wir nicht gut genug gezeugt und empfangen haben, selbst besser zeugen und empfangen. Vergiss nicht, dass Parthenogenese in der inneren Welt ein Größenwahn ist. Du kannst nur, und das reicht völlig, zulassen, dass deine inneren Eltern zusammenkommen und das Kind zeugen und empfangen.« Ich glaube, das trifft in hohem Maße zu. Freud hatte vielleicht unter dem Einfluss seines elektrostatischen Seelenmodells mit seinen Besetzungen und Gegenbesetzungen das kognitive Element des Triebs, über das zur damaligen Zeit so wenig bekannt war, nicht genügend beachtet. Aber die Idee eines angeborenen Wissens ist in der idealistischen Philosophie latent enthalten und wurde in den letzten Jahren systematisch durch Verhaltensforscher untersucht; sie stammt nicht von mir. Meine Aufgabe ist es nur, dafür zu sorgen, dass sich Theorien aus unterschiedlichen Wissensgebieten wechselseitig befruchten.

Ansatzweise habe ich das in einer früheren Arbeit (1968) versucht, als ich eine der Ideen Bions (angeborene Präkonzeptionen paaren sich mit Realisierungen und bilden Konzepte) mit Schlicks Theorie (Wissen besteht aus der Erkenntnis, dass etwas Teil einer Klasse ist) und Platons Ideenlehre (ein bestimmter Gegenstand ist als unvollkommene Kopie eines idealen oder universellen Gegenstands im Himmel zu erkennen) zusammengeführt habe. Denn wenn wir mit dem Himmel unser phylogenetisches Erbe meinen, kommt Platon diesem Punkt meines Erachtens schon sehr nahe. Die Schwierigkeit besteht natürlich darin, dass wir uns kein universelles, sondern nur ein exemplarisches Objekt vorstellen können oder die Bezeichnung der Klasse, zu der es gehört. Jedoch fällt es uns nicht schwer, ein neues dazugehöriges Teil zu erkennen. Unser ›phylogenetisches Erbe‹ enthält also Ideen von Klassen, die wir uns nicht vorstellen, deren Mitglieder wir aber erkennen können. Dies ist der kognitive Teil der angeborenen Reaktion, die der affektiven und konativen Reaktion vorausgeht.

Wahrscheinlich haben in den ersten Wochen oder Monaten des postnatalen Lebens (ohne auch noch die pränatale Entwicklung einzubeziehen) die Vielfalt und Auswahl der Eindrücke auf diese Weise eine immense Vielfalt an potentiellen Informationen mit sich gebracht. Indem sich angeborene Präkonzeptionen mit Realisierungen paaren und Konzepte bilden, ordnet und verfeinert die Erfahrung sie in unserem vorbewussten und bewussten Denken.

Als wichtigste Aufgabe bleibt mir nur, dafür zu sorgen, dass diese Ideen unseren immensen psychoanalytischen Erfahrungsschatz befruchten. Auch dies ist eine, wenn auch ungleich schwierigere Aufgabe der Erkenntnis – nicht, weil so schwer zu erkennen wäre, was wichtig ist, sondern weil man unmöglich sicher sein kann, alles, was in diesem Zusammenhang wichtig ist, erkannt zu haben. Darüber hinaus ist alles erwachsene Denken, sind alle späteren Erkenntnisakte durch die Schwierigkeiten beeinträchtigt, die wir mit den ersten Erkenntnissen hatten, und diese Schwierigkeiten haben wir alle gehabt.

Ohne sicher sein zu können, dass ich aus diesen ersten Erkenntnissen alle wichtigen ausgewählt habe, möchte ich drei benennen: die Erkenntnis, dass die Brust ein außerordentlich gutes Objekt ist; die Anerkennung des elterlichen Verkehrs als eines außerordentlich kreativen Akts, und die Anerkennung des Verrinnens der Zeit, also letztlich des Todes, als etwas Unausweichlichem. Die dritte Erkenntnis scheint zu einer anderen Ordnung zu gehören als die ersten beiden, und ich bin nicht sicher, in welchem Sinn man sie als von Natur aus vorbestimmt betrachten sollte. Sicher ist die Angst vor dem Tod paranoid und beruht auf der Erkenntnis, dass es einen mörderischen, rivalisierenden und abgespaltenen Selbstanteil gibt, der das Selbst bedroht (paranoide Angst) oder seine Liebesobjekte (depressive Angst). Aber wenn die Entität, in der dieser Selbstanteil untergebracht ist, tatsächlich so bedrohlich ist, wie es scheint, geht es nicht um eine verzerrte Wahrnehmung, sodass man annehmen muss, es handelt sich um einen Mechanismus, der uns rationale Angst ermöglicht. Aber Angst vor dem Tod zu haben, ist nicht dasselbe wie seine Unausweichlichkeit anzuerkennen. Sie ist eine Tatsache, die uns sehr gegen unseren Willen aufgezwungen wird, wenn wir immer wieder erleben müssen, dass keine gute (oder schlechte) Erfahrung jemals von Dauer ist – eine Tatsache, die vielleicht nie gänzlich akzeptiert wird.

Das bringt mich zurück zu dem ersten der drei von mir ausgewählten Erkenntnisakte: Die Tatsache, dass man die Brust nicht ständig zur Verfügung hat, ist wahrscheinlich das größte Hindernis auf dem Weg zu der Erkenntnis, dass sie ein außerordentlich gutes Objekt ist. Wenn es, wie ich vermute, eine angeborene Präkonzeption für ein derartiges Objekt gibt, und wenn kein mütterliches Verhalten, bei dem das Kind am Leben bleibt, so böse ist, dass es nicht zu einer gewissen Realisierung der Brust gelangt, dann muss das Kind zumindest ansatzweise das Konzept einer guten Brust bilden. Aber die Brust selbst geht anfangs periodisch und dann für immer verloren. Wenn die Entwicklung günstig verläuft, bleibt der Gedanke, in Bions (1962) Begriffen das »no-thing«, beziehungsweise die Erinnerung an die verlorene Brust als Zeichen oder ›Name‹ des Konzepts, das sich herausgebildet hat, erhalten und wird schmerzlich betrauert – ein Prozess, der in die Internalisierung des ersten guten Objekts mündet, wie Melanie Klein dargelegt hat. Vielleicht ist schwer zu sagen, inwieweit die Internalisierung des ersten guten Objekts dasselbe ist wie die Herausbildung eines Konzepts, oder ob es sich dabei um die ursprünglichste und konkreteste Form dieses Prozesses handelt, in jedem Fall aber sind die Fähigkeit zu trauern beziehungsweise einen Verlust zu verschmerzen und die Fähigkeit, sich an das verlorene Objekt zu erinnern, untrennbar miteinander verbunden. Ohne Erinnerung gibt es keine Trauer, und ohne Trauer kann es keine Erinnerung geben. Wenn die Entwicklung dagegen ungünstig verläuft, scheint Folgendes zu passieren: Es gibt kein Konzept und keine Fähigkeit zu trauern. Ein Baby, für das dieses Konzept – die gute innere Brust – verlorengegangen ist, hat keine Erinnerung mehr und keine Erwartungen, es kann die Brust nicht einmal wiedererkennen, wenn sie ihm in den Mund geschoben wird. Zum Beispiel träumte ein Patient, dass ein freundlicher Mann ihm auf ein Podium half, wo er einer sehr bedeutenden Lady, einer Herzogin oder Königin, begegnen sollte. Aber die Lady hatte kein Gesicht, und ihr Kopf sah aus wie ein fleischiger Knopf, was er gar nicht attraktiv fand. Er hat ganz klar im Traum die Brustwarze gesehen, konnte sich aber nicht an sie erinnern.

Häufiger geht es natürlich um eine Situation zwischen diesen beiden Extremen. Eine gewisse Vorstellung des ersten guten Objekts, eine gewisse Erinnerung und eine gewisse Erwartung bleiben im tiefen Unbewussten – wenn auch ziemlich eingeschränkt – erhalten, wie vermutlich auch bei dem Patienten, den ich soeben zitiert habe. Im Allgemeinen verhält es sich meines Erachtens so, was auch erklärt, warum die frühesten Erinnerungen bewusst immer verloren sind, und vielleicht auch erklärt, warum niemand über eine völlig unbeeinträchtigte Denkfähigkeit verfügt. Jedenfalls ist es uns als Analytikern vertraut, dass Patienten dazu neigen, uns und unsere Arbeit über Ferien und Wochenenden zu vergessen und manchmal auch zwischen zwei Sitzungen wenig Hoffnung haben, uns überhaupt jemals wiederzusehen.

Insbesondere nach Ferien scheinen sich zwei Dinge zu ereignen, die vielleicht nicht so miteinander verwandt sind, wie es zunächst den Eindruck hat. Einerseits ist nicht nur die Erinnerung an uns als ein gutes Objekt verschwunden, vielmehr sind wir sogar zu einem bösen Objekt geworden. Und auch wenn uns viele tatsächliche oder phantasierte Versäumnisse vorgeworfen werden, so scheint es doch hauptsächlich der Fehler zu sein, dass wir nicht erreichbar waren, als der Wunsch danach bestand. Andererseits scheinen wir nicht länger diejenigen zu sein, nach denen der Patient verlangte, und zwar nicht nur, weil wir ein böses Objekt geworden sind, sondern weil der Patient einen scheinbar befriedigenden Ersatz (*spuriously satisfying substitute*) gefunden hat.

Meines Erachtens kommt die Entdeckung eines scheinbar befriedigenden Ersatzes folgendermaßen zustande. Einem Baby, das zu lange – gemessen an seiner Fähigkeit dazu – warten muss und dessen Erinnerung und Erwartung an die gute Brust allmählich zerstört wird, kommt eine sogar noch frühere und verlockende Erinnerung in den Sinn, die anscheinend nie ganz verloren geht – eine Erinnerung an die intrauterine Situation. Meltzer (1966) hat oft darauf hingewiesen, dass sich für das Baby diese Erinnerung ziemlich häufig mit der Entdeckung und Erkundung seines eigenen Hinterteils verknüpft, das nicht nur der Brust der Form nach ähnlich ist, sondern auch einen Zugang zu dem Ort zu eröffnen scheint, von dem es kam, woran es sich noch schwach erinnert. Daraus resultiert ein höchst verwirrender und komplizierter Zustand, in dem das Baby tatsächlich mit einem Ersatz für die Brust in Berührung kommt und sie dann durch projektive Identifizierung in sich selbst lokalisiert.

Wir können auch annehmen, dass das Baby, wenn es in diesen Zustand gerät, noch durch eine weitere angeborene Präkonzeption beeinflusst wird, die sich vielleicht gerade zu entwickeln beginnt, nämlich die des Koitus. Aber wenn es seine eigene Phantasie, ganz in die Mutter hineinzugelangen, als ein Beispiel für einen Koitus ›erkennt‹, ist diese Erkenntnis eine Misskonzeption, die der sich allmählich entwickelnden zutreffenden Konzeption der kreativen Beziehung zwischen den Eltern zuwiderläuft.

Wichtig ist mir hier Folgendes: Je sicherer das erste gute Objekt des Kindes in seinem Inneren verankert ist und je besser seine unbewusste, bis zu einem gewissen Grad auch bewusste Erinnerung an seine erste gute Beziehung erhalten bleibt, desto leichter wird es dem Kind fallen, den Verkehr der Eltern als einen höchst kreativen Akt zu konzeptualisieren. Und dies nicht nur, weil seine Eifersucht durch seine Erinnerung an sein erstes gutes Objekt gemildert wird, sondern auch, weil es dann viel weniger Anlass hat, sich eine Misskonzeption des Koitus als Nebenprodukt seiner projektiv-identifikatorischen Phantasien zu konstruieren.

Wenn die Entwicklung günstig verlaufen und das Konzept des ersten guten Objekts samt der Fähigkeit, sich liebevoll an es zu erinnern, gut verankert ist, dann fällt es dem Kind sehr viel leichter, in der Beziehung der Eltern ein Beispiel für die angeborene Präkonzeption des Koitus als eines höchst kreativen Akts zu erkennen – insbesondere dann, wenn die Erinnerung an eine gute Beziehung zwischen der Brust und dem Mund verstärkend hinzukommt. Natürlich weckt diese Entdeckung oder Erkenntnis Eifersucht und läutet all die mit dem Ödipuskomplex verbundenen Konflikte ein. Aber diese sind dann leichter zu überwinden, und wenn dann auch noch von Neuem betrauert wurde, dass es nie zu einer Heirat zwischen Vater oder Mutter und Kind kommen wird, gelingt es auch besser, ein gutes Konzept des elterlichen Koitus zu internalisieren und zu verankern, ein Konzept, das zur Basis einer vielleicht später tatsächlich geschlossenen Ehe wird. Wenn die Entwicklung allerdings einen ungünstigen Verlauf nimmt, bleibt die Misskonzeption des elterlichen Koitus als Nebenprodukt von Phantasien umfassender projektiver Identifizierung erhalten und wird zum Ausgangspunkt für alle möglichen Formen von Perversion und Verrücktheit. Am häufigsten – vielleicht sogar überhaupt – kommt es zu einer Mischung aus diesen beiden Extremen, sodass sich ein Teil der Persönlichkeit normal beziehungsweise psychisch gesund entwickelt, während die Entwicklung anderer Anteile ins Stocken kommt oder auf perverse oder verrückte Weise verläuft.

Die Perversionen sind so vielfältig und vielleicht immer noch nicht hinreichend gut verstanden, dass ich nur versuchen werde, eine herauszugreifen, die auch Freud in seiner Arbeit »Ein Kind wird geschlagen« (1919) rätselhaft fand. Mir scheint, dass Perversionen dieser Art korrekt, wenn auch unvollständig, durch irgendeine aus einer Reihe von Aussagen gedeutet werden kann, die zusammengenommen die vielen Schritte ihrer Entwicklung aufdecken. Die Aussage, dass »ein sadistischer Vater Geschlechtsverkehr mit dem Kind hat« reicht vielleicht ein Stück weit, wird aber wahrscheinlich wenig zur Beseitigung der Perversion beitragen. »Ein guter Vater prügelt dem Kind den Teufel aus dem Leib« könnte auch angemessen sein und führt ein Stück weiter, weil diese Aussage impliziert, dass das Kind unter der Phantasie leidet, einen teuflischen Penis in seinen Eingeweiden zu haben. Aber sie steht im Widerspruch zu der Aussage:

»Ein böser kindlicher Anteil des Vaters bringt in der Mutter die Babys um, mit denen das Kind projektiv identifiziert ist.« Es lassen sich noch mehr Feststellungen aufführen, die noch tiefer reichen: »Die oral-sadistischen Impulse des Kindes sind in dem prügelnden Vater untergebracht, während es selbst, oder vielmehr sein Hinterteil, mit den Brüsten der Mutter identifiziert ist.« Sollte es tatsächlich um dieses Muster gehen, wird es wahrscheinlich auch die Vorstellung geben, dass diese Schläge für ewig weitergehen (in der nächsten Welt, so wie in der »Rodiade«[1] dargestellt), sodass das Konzept der Sterblichkeit, die meines Erachtens das Ausgangsproblem ist, verleugnet wird. Darüber hinaus beginnt die ganze Perversion mit der Fehlwahrnehmung, dass für das Baby sein Hinterteil fälschlicherweise ein Substitut für die Brüste sein könnte, an die es keine Erinnerung mehr gibt.

Um in einigen Punkten zusammenzufassen, was ich sagen wollte:

1. Unser angeborenes Erbe beinhaltet bestimmte allgemeine Ideen, die wir uns nicht vorstellen können, die es uns aber ermöglichen, Beispiele für sie zu erkennen und damit entsprechende Konzepte zu bilden. Für mich besteht der wesentliche Unterschied zwischen einer Präkonzeption und einem Konzept darin, dass das Konzept über so etwas wie einen Namen verfügt – ursprünglich das Bild des ersten Beispiels für die zu erkennende Präkonzeption –, sodass es zu einem Objekt des Denkens werden kann.

2. Unter den vielen angeborenen Präkonzeptionen, mit denen wir ausgestattet sein können, sind zwei analytisch besonders wichtig: die gute Brust und der gute kreative Koitus. Und ich meine, sie sind deshalb so besonders wichtig, weil die entsprechenden Konzepte so schwer zu etablieren sind.

3. Ob, und in welchem Sinn, die Idee des Todes eine angeborene Präkonzeption ist, vermag ich nicht zu sagen. Aber abgesehen von der paranoiden Angst, von der eigenen projizierten Aggression getötet zu werden, wird dem Baby die Erfahrung aufgezwungen, dass keine gute Erfahrung ewig währt. Kurzfristig mag es leichter sein, ein verlorenes gutes Objekt

1 Anm. d. Ü.: »The Rodiad« ist ein pornografisches englisches Gedicht über Geißelungen von J.C. Hotten (1871).

zu vergessen, oder zu vergessen, wie gut es war, als um es zu trauern – insbesondere, wenn der Verlust dem Hass zugeschrieben wird, weil es nicht anwesend und verfügbar war. In unterschiedlichem Ausmaß scheint die Erinnerung immer getrübt zu sein.

4. Gleichzeitig wird ein Objekt, das fälschlicherweise als das verlorene gute Objekt erkannt wird, zum scheinbaren Objekt der Begierde. Wenn es sich dabei um das Hinterteil des Babys handelt, das es mit den Brüsten seiner Mutter verwechselt, wird dieses zum Ausgangspunkt einer Vielzahl perverser Formationen, die dann als Ersatz, nicht nur für die verlorene Beziehung zur Brust, sondern auch für den guten kreativen Koitus dienen, der dann nicht mehr als solcher erkannt wird. Ich meine damit aber nicht, dass dies die einzige Form einer möglichen Misskonzeption ist.

5. Nur wenn die gute Brust betrauert und erinnert wird, ohne durch etwas ersetzt werden zu müssen, kann das Kind im Verlauf seiner Entwicklung das Kreative am Koitus seiner Eltern erkennen, kann es die Wirren des Ödipuskomplexes überstehen und schließlich ein Modell für seine eigene spätere Heirat internalisieren.

Am Schluss dieser kurzen Arbeit angelangt, frage ich mich von Neuem, ob sie irgendetwas enthält, das meine ziemlich prätentiösen Ausführungen zu Beginn rechtfertigt, in denen ich etwas Neues vorzustellen versprach, das implizit für die Praxis der Psychoanalyse sinnvoll wäre. Das Einzige, das ich von meinem persönlichen Standpunkt aus entdecken kann – vielleicht das Einzige, was man überhaupt erwarten kann –, ist die Art von fruchtbarem wechselseitigem Austausch, den ich erwähnt habe, der, um noch ein weiteres Beispiel zu zitieren, Bions Konzept der angeborenen Präkonzeptionen mit Meltzers Überlegungen über anale Masturbation und projektive Identifizierung verknüpft und zu der Vorstellung einer ›unechten Ersatzbildung‹ für das reale Objekt führt, an das es keine Erinnerung mehr gibt. Aber inwieweit sind diese und andere Ideen wertvoll für die Theorie oder die Praxis der Psychoanalyse? Vielleicht lässt sich irgendein theoretischer Vorteil dieser Überlegungen nur dann beanspruchen, wenn sie die Kluft zwischen der Psychoanalyse und der Verhaltensforschung überbrücken.

Um aber meinen Vortrag vor dieser Gesellschaft zu rechtfertigen, müsste ich zeigen, dass sie auch für den praktizierenden Analytiker einen Wert haben. Und dazu kann ich nur sagen, dass sie für mich nützlich waren und auch für andere nützlich sein könnten, die ähnlich denken.

Was nun die Hauptunterschiede zwischen dieser und meiner früheren Arbeit über »Kognitive Entwicklung« betrifft, so habe ich jetzt sehr viel stärker die Angst vor dem Tod des guten Objekts als wesentlichen Faktor bei dem Verlust der Erinnerung an das erste gute Objekt betont und diese Angst mit der Entdeckung der ›falschen Ersatzbildung‹ verknüpft, die ich früher unter dem Begriff der ›Desorientierung‹ diskutiert habe.

Danksagung

Mein Dank gilt Dr. H. Segal, die das Manuskript gelesen hat. Ich habe ihre Vorschläge dankbar aufgenommen.

Kapitel 7
Wie es ist, ein Psychoanalytiker zu sein

Wahrscheinlich stimmt es, dass der durchschnittliche Laie nur eine rudimentäre und irreführende Vorstellung davon hat, was ein Psychoanalytiker ist und macht. Wenn dem so ist, liegt es womöglich zum Teil daran, dass der Analytiker eine esoterische Sprache verwendet, und zum Teil daran, dass der Laie glaubt, hinter dieser Sprache verberge sich höchst wichtiges Wissen, das aus wirtschaftlichen Gründen nur wenigen zur Verfügung steht und deshalb beneidet und verunglimpft wird. Da diese Vorstellung sich, sollte sie wirklich vertreten werden, nachteilig auf die Psychoanalyse auswirken müsste, möchte ich in diesem Artikel versuchen, sie richtigzustellen – und dabei auch mir selbst mehr Klarheit verschaffen, jedenfalls dem Teil von mir, der immer noch ein Laie ist. Natürlich stimmt es, dass der Analytiker besser als der Laie weiß, was im Allgemeinen unbewusst ist. Aber wenn er nur einen Moment innehält, wird er auch wissen, dass er zwar mehr weiß als eine frühere Generation von Analytikern, dass aber die nächste Generation wahrscheinlich noch viel mehr wissen wird. Oder anders gesagt, was immer irgendeine Generation weiß, ist nur relativ eindrucksvoll – oder auch nur ausreichend.

Man stelle sich einen Analytiker in seinem Sessel hinter der Couch vor, auf der ein Patient liegt. Diese Anordnung ist die beste, denn wenn die beiden einander gegenübersäßen, würde der rein sensorische Eindruck, den sie voneinander haben, sie von der ›psychischen Wirkung‹ ablenken. So wie es ist, kann der Analytiker den bekleideten Patienten sehen oder sich, wie es vielleicht ein Arzt täte, vorstellen, wie er unbekleidet aussähe oder wie es in seinem Körper aussieht. Für den Analytiker sind aber, wie Bion so oft betont hat, die Gedanken und Gefühle seines Patienten wichtig, und die kann man nicht sehen – sie gehören in der Tat überhaupt nicht zur physikalischen Welt, sondern nur zur psychischen. Das gilt genaugenommen auch für die Wahrnehmung, die der Patient von seinen Objekten hat, auch wenn sie, salopp gesagt, oft behandelt werden, als seien sie Teil der physikalischen Welt.

Aber wie dann nimmt der Analytiker sie wahr? Durch ›projektive Identifizierung‹ – eines dieser esoterischen Wörter, die vermutlich zur Verwirrung des Laien erfunden wurden –, was in diesem Zusammenhang meint, dass der Analytiker etwas in seinem Patienten ›wahrnimmt‹, weil er selbst etwas aus seiner eigenen Psyche dort untergebracht hat. Damit wird keineswegs eingestanden, dass der Analytiker paranoid ist und einfach nur das deutet, was er in seinen Patienten hineinprojiziert hat. Natürlich ist es nicht immer einfach, eine normale von einer paranoiden Projektion zu unterscheiden, bei der etwas, das im eigenen Selbst gehasst wird oder Schuldgefühle erzeugt, in einem Anderen untergebracht wird wie in der Parabel vom Balken und Splitter im Auge des Anderen. Bei einer normalen Projektion ist dem Betrachter bewusst, wie er selbst sich in einer bestimmten Situation fühlen würde, und er geht davon aus, dass auch ein Anderer, den er in dieser Situation beobachtet, diese Gefühle haben wird. Im Falle des Analytikers und seines Patienten ist dem Analytiker dank seiner eigenen früheren Analyse vieles von sich bewusst, das ihm zuvor nicht bewusst gewesen war, sodass er in einer entsprechenden Situation ›sehen‹ oder ›intuitiv‹ erfassen kann, was seinem Patienten nicht bewusst ist. Es lohnt sich festzuhalten, dass etwas, das im Patienten gedeutet wird, wie zum Beispiel Angst, für den Analytiker ›transzendental‹ (nicht wahrnehmbar) ist, während die Begleiterscheinungen der Angst – Blässe, Zittern, eine veränderte Stimmlage usw. – ›immanent‹ (spürbar) sind.

Über das, was der Analytiker weiß und der Patient nicht weiß, kann man eine Reihe von Theorien auflisten: Übertragung, Ödipuskomplex, Wiederholungszwang, Introjektion und Projektion (Freud), paranoid-schizoide und depressive Positionen, Neid, die neidische Form der projektiven Identifizierung (Klein) und die Entstehung der Gedanken und des Denkens (Bion) sowie noch einige mehr, die in diesem Kapitel nicht benutzt werden wie zum Beispiel Verwirrtheitszustände (Rosenfeld), die symbolische Gleichsetzung (Segal), das Fehlen einer psychischen Haut (Bick), Demontage (*dismantling*) im Gegensatz zur Spaltung (Meltzer).

Unter diesen Begriffen ist die von Freud schon früh entdeckte Übertragung wahrscheinlich der geheimnisvollste. Aber ohne die Übertragung wäre eine Analyse gar nicht möglich. Damit sie sich entwickeln kann, muss der Analytiker sorgfältig darauf achten, sich persönlich zurückzunehmen, insbesondere seine Vorlieben und Abneigungen nicht zu erkennen zu geben und auch nicht, ob er den Patienten mag oder nicht. Von den drei emotionalen Verbindungen, die Bion hervorhebt – L (Liebe), H (Hass) und K (*knowing*, der Wunsch zu wissen) – ist nur der letzte relevant und sollte stark ausgeprägt sein. Dieses Stück der Realität erfasst der Patient in der Regel, und was auch immer er sonst von seiner Mutter, seinem Vater oder seinen Geschwistern auf den Analytiker ›überträgt‹, so bleibt doch ein Teil von ihm überzeugt, dass der Analytiker ein wohlwollendes Interesse an seiner Person hat, was ein Grund ist, ihm zu vertrauen. Ich sagte, Übertragung sei etwas Geheimnisvolles, was dem Analytiker meines Erachtens klar wird, sobald sich herausstellt, dass sein Patient die Pausen zwischen den Sitzungen, die Wochenendunterbrechungen und Ferien unbewusst behandelt, als sei er ein Baby, das drauf und dran ist, die Brust oder die Flasche zu verlieren. Deshalb ist die basalste Rolle des Analytikers in der Übertragung die eines Teilobjekts, der Brust oder Brustwarze, der ganzen Mutter, der Teil- und ganzen Objekte Vater, Schwester, Bruder usw.

Bei einem durchschnittlichen Patienten, der nicht besonders gestört ist oder dem vieles in seiner Person nicht wesentlich weniger bewusst ist als dies üblicherweise der Fall ist, entwickelt sich rasch eine Übertragung, in der er negative und positive Gefühle aus seiner Vergangenheit in der Gegenwart auf den Analytiker überträgt, sodass sie erkannt und gedeutet werden können. (Die Intensität der Übertragung wird zum Teil durch die realitätsgerechte Empfindung gedämpft, dass der Analytiker nur deshalb mehr von ihm wissen will, um ihm zu helfen und sich selbst besser kennenzulernen.) Aber manchmal tauchen Probleme auf, zum Beispiel, wenn der Patient scheinbar freundlich über Dinge plaudert, die der Analytiker nur auf einer bewussten Ebene verstehen kann. Es scheint keine tiefere, keine symbolische Bedeutung zu geben bzw. wenn der Analytiker glaubt, er habe doch eine entdeckt und sie zu deuten versucht, versteht der Patient ihn nicht und lässt ihn daran zweifeln, dass seine Deutung zutrifft.

Ohne diese Fälle einzubeziehen möchte ich versuchen, den Verlauf einer eher üblichen Analyse zu beschreiben, bei der der Analytiker sich selten so ratlos fühlt. Natürlich kann es vorkommen, dass er sich nur deshalb nicht ratlos fühlt, weil er selbstgefällig mit sich zufrieden ist. Aber auch das können wir im Moment außer Acht lassen. In einer üblichen Analyse können Beispiele für Eifersucht, Neid und so weiter (die unbewusst mörderisch sind) bald als Übertragungsphänomene erkannt und gedeutet werden. So kann zum Beispiel die starke Abneigung gegen jemanden, von dem man weiß oder vermutet, er sei beim selben Analytiker in Analyse, als Neid oder Eifersucht auf ein Geschwister gedeutet werden, von dem der Patient bewusst glaubt, es immer geliebt zu haben. Wenn diese Deutung irgendwann als richtig erkannt wird, ist ein Fortschritt erzielt worden. Doch könnte dank der Arbeit von Freud, die Melanie Klein, Bion und andere noch weitergeführt haben, mittlerweile ein grundsätzlicheres Muster erkennbar sein. Es betrifft die vielerlei ›Abwehrformen‹, die jeder Patient gegen die Entdeckung aufbieten wird, er hätte in seiner unbewussten Phantasie etwas zerstört, das er liebt.

Dies ist, wie ich meine, das Basalste an der ganzen Analyse und verknüpft auch bereits zwei wichtige Entdeckungen Freuds: die Übertragung und den Wiederholungszwang. Beim Wiederholungszwang ging Freud von der Theorie aus, dass ein ›traumatisches Ereignis‹ entweder erinnert *oder* endlos wiederholt wird. Aber auch das ist wiederum mit Freuds Theorie des Ödipuskomplexes verknüpft, da der Mord an einem Vater (oder einer Mutter) in der unbewussten Phantasie ein traumatisches Ereignis ist. Und wenn ein Patient erst einmal in Analyse ist, wird sich die ›endlose Wiederholung‹ in irgendeiner Form in der Übertragung bemerkbar machen, was dann einer der Gründe sein könnte, warum es zu einer Übertragung kommt.

Damit kommen wir zur nächsten Frage: Warum muss das Verbrechen endlos wiederholt werden? Und warum ist das Wiederauftauchen einer Erinnerung – oder zumindest die bewusste Gewissheit, dass das Verbrechen immer noch in der Übertragung symbolisch wiederholt wird – eine notwendige Voraussetzung, um von dem Zwang und dem ganzen Elend einer psychischen Erkrankung erlöst zu werden? Ich kann diese Frage nicht mit Gewissheit beantworten, aber ich vermute, es liegt daran, dass der Patient seinen destruktiven Wünschen nichts entgegensetzen kann, solange ihm nicht bewusst geworden ist, dass er aus Neid und Eifersucht jemanden oder etwas töten will, der oder das in seinen Augen für seinen Analytiker insgesamt oder einen Teil von ihm steht oder für jemanden, den der Analytiker liebt. Aber sobald dem Patienten dies voll und ganz bewusst geworden ist, auch seine Liebe zu wem auch immer, für den der Analytiker in der Übertragung steht, wird das Verbrechen zutiefst betrauert, niemals mehr wiederholt, und irgendwann stellt sich dann auch das Gefühl ein, es sei ihm vergeben worden. Aber die depressive Qual dieses Prozesses ist so schlimm, dass der Patient sehr viel lieber zu einer Möglichkeit greifen wird, sie abzuwehren – auch wenn dabei seine eigene Denkfähigkeit zerstört würde.

Dies ist, um es noch einmal zu sagen, die lebendigste Theorie in der Psychoanalyse, aber es ist eine Theorie, die sich nach und nach aus einer spezifischen Theorie über den Ödipuskomplex zu einer allgemeinen Theorie entwickelt hat, nach der das erste ›Ding‹, das getötet wird, nicht ein Mensch, sondern ein ›Teilobjekt‹ ist, wie zum Beispiel eine Brustwarze, Brust oder ein Penis. Dass angeborene ›Präkonzeptionen‹ derartiger Teilobjekte im unbewussten eine enorm wichtige Rolle spielen, wäre schwer zu glauben, wenn es nicht zahlreiche Beweise dafür gäbe, dass sie beispielsweise symbolisch in Träumen auftauchen (und die Analyse der Träume spielt nach wie vor eine wichtige Rolle in einer Analyse); als Beispiele könnten die ästhetische Bedeutung von Domen (der Petersdom oder die St.-Pauls-Kathedrale) oder Säulen (die Nadeln der Kleopatra, die Nelson-Säule oder früher die Megalithen) herangezogen werden. In der Theorie entsprechen wahrscheinlich auch Jungs ›Archetypen‹ angeborenen Präkonzeptionen, praktisch gesehen gibt es allerdings zahlreiche Unterschiede.

Das ›Ding‹, das geliebt und zerstört wurde, kann im Außen oder im Selbst lokalisiert sein. Als ›ganzes Objekt‹ gesehen können es die Mutter, der Vater oder ein Geschwister sein (ein geliebtes und gehasstes Baby). Aber wie schon gesagt, ist für den Patienten die Tatsache, dass er unbewusst glaubt, dieses Ding selbst zerstört zu haben, so schlimm und unerträglich, dass er zu gewaltigen Abwehrmaßnahmen gegen dieses Wissen greift; am weitesten geht dabei die Zerstörung der Erinnerungsfähigkeit oder sogar der Denkfähigkeit (Bion). Das ist natürlich die psychotische Lösung, die selbst bei sogenannten normalen Menschen nie ganz ausgeschlossen ist, zumindest wenn ihre Erinnerung angegriffen worden ist.

Die von Freud vor vielen Jahren entdeckte übliche Verdrängung ist vielleicht die späteste und besonders ausgefeilte Form dieser Abwehr, bei der keine Erinnerung dauerhaft zerstört, sondern nur vergessen wurde. Wenn aber diese Erinnerung oder Überzeugung in der Analyse besonders schwer zugänglich ist, könnte man sich fragen, ob sie nicht mit einer massiveren Abwehr verknüpft ist, wie sie beispielsweise bei einer Patientin zu beobachten war, die sich im Traum einer Operation unterziehen musste, bei der ihr ein Klumpen, der wie eine Brustwarze geformt war, aus dem Kopf entfernt werden musste. Dieser Klumpen stand wahrscheinlich für die ›konkrete Erinnerung‹. Und wahrscheinlich musste die Erinnerung daran herausoperiert werden, weil es die konkrete Erinnerung an das Ding war, das die Patientin besonders geliebt hatte und von dem sie glaubte, es zerstört zu haben.

Im Allgemeinen lassen sich die Abwehrmaßnahmen in zwei Hauptformen aufteilen: Entweder wird der Selbstanteil, der glaubt, er habe das ihm Liebste zerstört, abgespalten und in einer anderen Person untergebracht, der dann die Schuld daran zugeschoben und die dafür gehasst wird (die Sündenbockform der Abwehr) oder die Denkfähigkeit wird angegriffen und manchmal sogar völlig zerstört. Wann immer ein Patient (oder der Analytiker) jemanden besonders innig hasst, finde ich es behandlungstechnisch ratsam, herauszufinden, ob der gehasste Mensch nicht für einen abgespaltenen Selbstanteil steht.

Ein ähnliches Vorgehen könnte auch bei einigen hartnäckigen masochistischen Perversionen hilfreich sein. Aber in diesem Fall projiziert der Masochist sein sadistisches Selbst in seinen sadistischen Partner und identifiziert sich selbst, projektiv oder introjektiv, mit seinem ursprünglichen Opfer. Der ursprüngliche Mord wird weder erinnert noch betrauert, sondern endlos wiederholt, und der Unterschied besteht darin, dass niemand erschlagen wird, und wenn doch, dann ist es das Selbst und nicht das geliebte Objekt. Schwer zu sagen, wie viele Todesfälle aller Art sich möglicherweise auf diese Weise ereignen. In Fällen dieser Art könnte man vermutlich davon ausgehen, dass der ursprünglich in der Phantasie begangene Mord ein Sexualverbrechen war.

Was die Abwehrform betrifft, bei der die eigene Denkfähigkeit angegriffen wird, so ist sie wahrscheinlich bis zu einem gewissen Grad viel häufiger, als man früher angenommen hat, und kommt keineswegs nur bei psychotischen Patienten vor. Wahrscheinlich hat Bions Theorie über die Entstehung der Gedanken und des Denkens uns geholfen, sie inzwischen besser zu verstehen und zu einer neuen Einteilung zu kommen, bei der wir nicht zwischen ›normalen‹ und ›psychotischen‹ Menschen unterscheiden, sondern zwischen ›normalen‹ und ›psychotischen‹ Anteilen der Persönlichkeit. Bions Theorie des Denkens geht von der Vorstellung aus, dass ein Gedanke nicht ein Ding (*thing*) ist, sondern ein ›Nicht-Ding‹ *(no-thing*/ nothing/nichts). Da das erste Ding, das nicht da ist, wenn man es sich wünscht, die Brust ist (die vielleicht in der Phantasie ermordet wurde, eben weil sie nicht da ist), gilt der erste Gedanke einer ›Nicht-Brust‹ und ist untrennbar mit der (möglicherweise schuldhaften) Trauer oder Sehnsucht verbunden, die akzeptiert werden muss, um den Gedanken überhaupt aushalten zu können. Tatsächlich eignet sich der erste Proto-Gedanke (in Bions Theorie das β-Element) lediglich zur Projektion. Der nächste Schritt hängt davon ab, ob es eine wirkliche Brust gibt, die zur Reverie fähig ist, also projektive Identifizierungen aufnehmen kann – statt sie abzuwehren, was meines Erachtens sehr häufig geschieht – und ob das Baby die Brust als solche akzeptieren kann. Denn manche Babys scheinen von Natur aus so neidisch zu sein, insbesondere neidisch auf eine unbelastete Brust, dass sie ihr schmerzliches Gefühl in der Brust unterbringen, um deren Gelassenheit zu zerstören, und nicht in einer Brust, die bereit ist, ihr Unwohlsein aufzunehmen und ihnen zu helfen. Aber wenn es eine Brust gibt, die diese schmerzlichen und in sie projizierten Gefühle aufnehmen und tragen kann, und wenn das Baby davon Gebrauch machen kann, kommt es zu den ersten Schritten in der Entwicklung des normalen Denkens. Diese Brust-Mutter, die (mittels Reverie) als ein Container fungieren kann, wird nach und nach als eine Art Gedächtnis-Speicher internalisiert, der Proto-Gefühle und -Gedanken (β-Elemente) aufnimmt und in etwas umwandelt, das dann aufbewahrt werden kann, bis es gebraucht wird (α-Elemente).

Aber wie helfen diese Theorien dem Analytiker bei seiner Arbeit? Meines Erachtens hat er bereits dank Melanie Kleins Arbeiten gelernt zu erkennen, wann sein Patient in ihn projiziert. Und dank Bions Arbeiten sind wir besser in der Lage, zwischen einer verzweifelten projektiven Identifizierung und einer destruktiven zu unterscheiden oder zu merken, welche der beiden Formen überwiegt, wenn beide wirksam sind, was häufig der Fall ist. Ich betone dies, weil ich meine (ohne ganz sicher zu sein), dass es leicht passieren kann und schlimm wäre, eine verzweifelte Projektion für eine destruktive zu halten. Denn damit wäre der Aufbau einer konstruktiven Verbindung zwischen dem Patienten und seinem Analytiker wahrscheinlich bereits zerstört. Natürlich wäre es genauso falsch, eine destruktive Projektion nicht zu deuten; nur wird sie ziemlich sicher wieder auftauchen und damit ergibt sich eine neue Chance, darauf einzugehen.

An dieser Stelle könnte man sich fragen, wie sich die ersten Gedanken in Bions Theorie auf die ersten Objekte in Melanie Kleins Theorie beziehen lassen. Bei dem zuvor erwähnten Traum der Patientin, bei der ein brustwarzenförmiger Klumpen aus ihrem Kopf entfernt werden sollte, weil sie, wie ich gedeutet hatte, die Warze vergessen wollte, könnte man meinen, dass beides, also der erste ›Gedanke‹ an die Brustwarze und ihre erste ›konkrete Internalisierung‹, dasselbe waren. Und wenn das zutrifft, muss eine frühe projektive Identifizierung als ein sehr konkreter Vorgang erlebt werden. Das hieße, dass das Baby, das die Vorstellung nicht aushalten kann, in der Phantasie die Brustwarze umgebracht zu haben, indem es sie abgebissen hat, eine konkrete Warze in eine rezeptive Brust projiziert hat und diese dann mitsamt dem in ihr enthaltenen Nippel re-internalisiert haben muss – und, am Beispiel des Traums, wahrscheinlich in den Kopf der Träumenden.

Alternativ könnte es Träume geben, in denen der umgebrachte Nippel in den Fäzes des Patienten vergraben ist. Auch hier ist er konkret, aber verborgen, sodass er nicht erinnert und betrauert werden kann. Doch kann der Patient sich nur dann von seiner namenlosen Depression erholen, wenn dieser letzte Schritt gelingt.

Hier schließt sich möglicherweise ein Kreis, sodass wir dem am Anfang erwähnten Ödipuskomplex wieder begegnen. Könnte es sein, dass die Vorstellung von einem umgebrachten Nippel, der in den Fäzes vergraben und vergessen wurde, eine Art Proto-Version der Phantasie ist – möglicherweise in gewisser Weise eine angeborene Präkonzeption vom Penis des Vaters, und später des ganzen Vaters, der kastriert oder ermordet und dann auf dieselbe Weise verborgen wurde?

All diesen Mustern gemeinsam ist, dass es zweierlei Objekte gibt, eines, das zum Überleben gebraucht, intensiv begehrt und geliebt wird, und eines, das frustrierend ist und gehasst wird. Das gehasste Objekt fühlt sich an, als sei es durch den Hass getötet worden, aber auch dieses wird unter einem anderen Aspekt gebraucht und geliebt und dann betrauert. Wenn die Trauer und die Schuldgefühle aber zu schlimm und nicht auszuhalten sind, kann schon die bloße Erinnerung an dieses Objekt, oder zumindest die Erinnerung an seinen Wert, verloren gehen und vielerlei andere Abwehrformen auslösen.

In einer ziemlich leicht zu erkennenden Form des Ödipuskomplexes ist der Vater im Erleben des Babys schuld, wenn es nicht unmittelbar Zugang zur Mutter und ihrer Liebe, Wärme oder Milch erhält, und wenn das Baby diese Frustration nicht ertragen kann, ist seine Wut mörderisch. Das lässt sich überall beobachten und nachweisen, insbesondere bei älteren Menschen, wenn sie es nicht aushalten können, dass man sie warten lässt. Sehr anschaulich wird dies zum Beispiel in John Masefields Roman *The Hawbucks*[1] geschildert, wenn der Gutsherr, den seine Lieblingstochter und ihre Freunde sieben Minuten auf sein Essen warten lassen, so wütend wird, dass er die ersehnte Mahlzeit wegwirft (mordet). Das ganze ödipale Muster lässt sich hier gut erkennen, wenn man die Lieblingstochter als die Mutter deutet und ihrem Freund, dem die Verspätung fälschlicherweise zur Last gelegt wird, die ursprüngliche Rolle des Vaters zugeschrieben wird, und wenn man das Essen als die Brust auffasst. Ich weiß, dass diese Art von Ersatzbildungen künstlich wirken muss, aber sie entspricht genau der Art von Symbolbildung, die in der Analyse gedeutet werden muss.

Demnach wäre anzunehmen, dass diese frühen Muster von Liebe und in der Phantasie begangenem Mord Vorläufer – die Melanie Klein als solche erkannt hat – des späteren und von Freud entdeckten Ödipuskomplexes sind, bei dem der Hass auf den Vater auf sexueller Eifersucht beruht. Wahrscheinlich auch auf Neid, da der Vater und sein Penis diese früheste, nur auf Größe beruhende Überlegenheit aufweisen. Er wird voller Neid gehasst, weil er größer ist und einen größeren Penis hat, den die Mutter dem des kleinen Jungen vorzieht. Und aus diesem Grund wird er in der Phantasie in jeder nur denkbaren Form von Sadismus angegriffen, was

1 Masefield, John (1929): *The Hawbucks*. London: William Heinemann.

dazu führt, dass der Junge glaubt, ihn zerstört zu haben und jede Mühe auf sich nimmt, um sein Verbrechen zu vertuschen. Insgesamt bildet diese Phantasie ein oszillierendes Muster, das – ohne Analyse und manchmal sogar trotzdem – unaufhörlich wiederholt wird.

Nach allem, was ich hier geschrieben habe, könnte man annehmen, dass der Analytiker, der vom Wahrheitsgehalt einiger Theorien überzeugt ist, die in seiner eigenen Analyse auf ihn angewandt wurden, diese auch bei den meisten seiner Patienten entdecken und auch diese überzeugen können sollte. Und wahrscheinlich trifft es zu, dass eine drei- bis fünfjährige Analyse bei einem einigermaßen guten Analytiker und einem einigermaßen normalen Patienten einigermaßen erfolgreich ist. Aber das Endresultat ist selten so ›normal‹, wie man zu Beginn gehofft hatte. Das wird in der Regel, völlig zu Recht, damit erklärt, dass eine Analyse ein endloser Prozess sei und dass der Ex-Patient bis ans Ende seines Lebens sein eigener Analytiker sein sollte. Aber etwas an dieser Apologie ist nicht wirklich befriedigend. Es ist, als wollte man etwas selbstgefällig sagen, dass der frühere Seminarist ein Priester geworden sei, was aber keine Garantie dafür ist, dass er auch ein Heiliger geworden wäre. Etwas Ähnliches (wenn auch nicht so fanatisch, wie wenn jemand ein Heiliger wird), nämlich grundsätzlich mehr um andere als um sich selbst besorgt zu sein, passiert manchmal auch in einer Analyse. Und wenn wir wirklich zufriedener mit uns selbst sein wollen, sollte es fast immer passieren. Tatsächlich ähneln sich in der Psychoanalyse und im Christentum die Schritte hin zu dieser Verfassung sehr. Das gut analysierte Individuum hat entdeckt, dass es die Brustwarze, oder etwas Ähnliches, in der Phantasie abgebissen hat, es hat sein Verbrechen bereut und betrauert und erlebt, dass die von ihm zerstörten guten Objekte in ihm lebendig geworden sind, ihm vergeben haben und als innere Mentoren wirksam bleiben. Etwas Ähnliches ist wahrscheinlich auch dem christlichen Heiligen widerfahren. Er hat einen Judas-Teil in sich entdeckt, der seinen Herrn verraten hat, und erlebt, dass der alles vergebende Gott in seinem Inneren von den Toten wieder auferstanden ist, nachdem er sein Verbrechen bitterlich bereut und betrauert hat. Trotz dieser naheliegenden Parallele besteht der Hauptunterschied aus meiner Sicht darin, dass der Analytiker das Verbrechen in seiner inneren Phantasiewelt begangen hat, während es für den Christen in seiner äußeren historischen

Welt stattgefunden hat. Aber wir sind uns sicher, dass in unserem Unbewussten die innere Welt genauso real ist wie die äußere. Ich weiß nicht, ob es leichter oder schwerer ist, ein analytischer Heiliger zu werden oder ein christlicher. Aber wenn die Analyse sich weiter entwickeln darf, ist es nach meiner Meinung leichter, ein analytischer Heiliger zu werden. Die psychischen Probleme sind vielleicht vergleichbar, aber die analytische Technik zu ihrer Bewältigung entwickelt sich immer noch weiter. Vielleicht sollte unterdessen jede Seite einfach nachsichtiger mit der anderen sein.

Aus dem Gesagten sollte klar geworden sein, dass Analytiker aus meiner Sicht zwar vieles über das Unbewusste wissen, aber dass sie doch vieles davon wie »durch einen Spiegel in einem dunklen Bild«[2] erfassen. Anders gesagt, befinden wir uns ständig an der immer weiter werdenden Grenze eines dunklen Kontinents, der vielleicht, wie in der Physik, nie aufhört. Wenn dem so ist, verliert für sie Fausts Spruch »Zwar weiß ich viel, doch möchte ich alles wissen« jegliche Selbstgefälligkeit.

2 1. Korintherbrief.